王来法与警察对话健康

平安时报社　编

群众出版社
·北京·

图书在版编目（CIP）数据

王来法与警察对话健康 / 平安时报社编. -- 北京:群众出版社, 2015.10

ISBN 978-7-5014-5406-8

Ⅰ.①王… Ⅱ.①平… Ⅲ.①警察－中医学－保健－问题解答

Ⅳ.①R212-44

中国版本图书馆CIP数据核字(2015)第234412号

王来法与警察对话健康

平安时报社　编

出版发行：	群众出版社	
地　　址：	北京市西城区木樨地南里	
邮政编码：	100038	
经　　销：	新华书店	
印　　刷：	北京普瑞德印刷厂	

版　　次：	2015 年 10 月第 1 版	
印　　次：	2016 年 3 月第 3 次	
印　　张：	5	
开　　本：	880 毫米 × 1230 毫米　1/32	
字　　数：	135 千字	

书　　号：	ISBN 978-7-5014-5406-8
定　　价：	15.00元

网　　址：	www.qzcbs.com
电子邮箱：	qzcbs@sohu.com

营销中心电话：010-83903254

读者服务部电话（门市）：010-83903257

警官读者俱乐部电话（网购、邮购）：010-83903253

公安综合分社电话：010-83901870

序一

2014年8月，《平安时报》开辟专栏，邀请王来法医师等著名中医专家与警察对话健康。"与警察对话健康"专栏文章在报纸上连载后，深受民警欢迎和关注。限于报纸的版面及专栏文章查阅的不便，今年年初，平安时报社与王来法医师商量，决定将尚未连载结束的"与警察对话健康"专栏文章汇编成书。这对于广大公安民警来说，不啻是一个巨大的福音，也是迄今为止我们看到的第一部关注警察身心健康的专门著作。

警察是一个高风险、高强度、高对抗的职业，他们承担着繁重的维稳任务和巨大的工作压力，他们面临着越来越复杂的执法环境，"白加黑"、"五加二"是他们的工作常态，许多民警积劳成疾倒在了岗位上。警察已成为奉献的代名词：在万家团圆的节假日，有他们守护平安的身影；在祖国的大江南北，有他们餐风宿露、千里追逃的足迹；在犯罪分子威胁百姓安全的危急时刻，有他们奋不顾身的搏击；在或血腥或脏臭的凶案现场，有他们一丝不苟的勘查场景；在剑拔弩张、群情汹汹的纠纷之中，有他们力挽狂澜的调处……急、难、险、重，无规律、无退路，公安民警面临的健康风险越来越大。维护民警健康已成为公安工作和队伍建设中一个绕不开的课题。

从精神层面来讲，人民警察是由特殊材料做成的，为维护社会大局稳定、促进社会公平正义、保障人民安居乐业，他们可以付出和牺牲一切；从具体的人来讲，警察也是肉胎凡身，他们的身体也需要保重和呵护。王来法医师与警察对话健康，就是对警察身体的莫大关爱。书中对警察容易罹患的疾病——心理疾病、心脑疾病、消化系统疾病、呼吸系统疾病、传染性疾病、外部伤害等作了系统的梳理，以与警察对话、通俗易懂的形式，对医理医学进行了深入浅出的阐释，同时辅以对具体病案的细致分析，既深入探讨了疾病成因和对策，又普及了养生保健知识，可以说是一本不可多得的百科式、全科式警察疾病防治和健康保护书籍。

王来法医师为关爱警察开了一个好头，希望社会各界也能像王医师一样，给予公安工作更多的支持，给予公安民警更多的关爱。公安机关自身也要高度重视爱警惠警工作，特别是重视民警健康保护工作。要完善心理咨询、危机干预机制，密切关注民警身心健康，对身心状况不适应岗位需要的民警及时开展健康干预。及早发现、重点关注患病民警，必要时及时调整岗位或及时送医。抓好民警健康档案建设，根据民警年度体检状况，定期对民警健康状况进行评估分析，及时解决影响民警健康的突出问题。通过多种载体宣传医学保健常识，增强民警自我保健意识和能力，预防减少各类疾病的发生。

相信该书的出版，对公安机关的从优待警工作会有所推动，对公安民警的身心健康有所裨益。

是为序。

刘力伟

（浙江省省委常委、公安厅厅长）

序二

　　前年，我曾为杭州江南胃胆病研究所所长王来法的医书《标本兼治看胃病——30 年诊疗经验》作序，今又收到《王来法与警察对话健康》一书的校样，翻之阅之，墨香缭绕，医者智慧和仁心见诸一字一句，令人颇为欣慰。以一个民间中医的身份关注人民警察的健康，专门问诊警察职业病，这在医学界是前所未有的，也是一件非常有意义的好事。

　　王来法是一位有着传奇色彩的胃病专家。他出身贫寒，自学成才，故事传奇。他从医 30 多年，白天看病，晚上学习著作，几乎没有任何业余爱好。他除了已治疗 30 多万各类疾病的患者外，还出版了《慢性萎缩性胃炎》、《标本兼治看胃病——30 年诊疗经验》等多部医学专著，发表了 40 多篇医学论文，获得过浙江省科技进步奖。王医师曾帮助不少警察治疗过以胃病为主的各类疾病，所以在警察圈内有不少朋友。他在了解警察工作、生活情况和看到警察职业病问题越来越突出后，决定由平安时报社将刊载在该报"与警察对话健康"专栏上的文章汇编成书，让更多的警察了解预防和治疗职业病的知识，增进健康。

　　该书讲的是警察健康，但从医理、医学、医术看，继承了博大精深的祖国传统中医文化，《黄帝内经》、《本草纲目》、《伤寒杂病论》等经典著作的理论知识、治疗方法，在书中都有大量的应用。王医师还运用现代医学知识，结合自身临床心得体会，探究了警察职业病包括心理、肠胃、肝胆、呼吸系统、风湿、五官、肾脏等病症发生发展过程、自我诊断方法、治疗方案、中药方剂和一些实用的养护方法，有很强的针对性和实用性。同时，该书贯穿了辨证施治的中医理念，在引导民警如何正确认识疾病、如何预防疾病、如何养生保健等方面，提出了清楚认识身体与生命、疾病与健康的关系，懂得运用合适的方式方法改善它们的关系，即便是患上某种疾病后，仍然能够建立起身体与生命系统的高度和谐。这种辨证理念，正是当今医学发展需要秉持和践行的。

但愿《王来法与警察对话健康》这本书能成为警察的良师益友，能成为支持和帮助公安民警更加铿锵前行的力量。

是为序。

戴迪

（原浙江省卫生厅厅长、省医学会会长，教授）

目 录
Contents

第一章 缓释心理压力 拥有健康心态

据心理学研究，警察仅在任职后前三年内耳闻目睹的丑陋现象和感受，就比普通人一生中见到、感受到的还要多得多。民警承受的压力有来自工作上的压力和生活上的压力，还有特殊工作性质带来的心理压力，这在一定程度上影响着民警的身心健康。

同时，由于工作的特殊性，民警在赡养老人、教育子女、从事家务劳动等方面不能做得很周到，所以常心存愧疚感，也会给民警的心理健康带来些影响。

"形与神俱，不可分离"。人是形神合一的整体，中医历来重视心神对于人体健康及在疾病发生发展过程中的作用，同时中医主张五脏六腑、七情六欲都是相连相应的。肝主怨(怒)，心主喜，脾主思，肺主悲(忧)，肾主恐(惊)。五脏对应五行，而五行内在的生克关系也是一种整体关系。中医的情志相胜疗法就是基于五行的生克关系。比如说治悲用喜，采用补火佐以泻土、泻水，因为火克金、土生金、水克火。治思用怨(怒)，采取滋水涵木佐以泻火，因为水生木、木克土、火生土，只要维护五行的整体平衡状态，就不会产生心理障碍等疾病。因此，在民警心理健康问题的预防和康复方面，祖国传统中医的很多理论和经验是非常值得借鉴的。

1. 如何做到心理健康?

问：我是一名交警，有一次处理一起重大交通事故时，现场的惨状在我的心里留下了浓重的阴影，食寝难安。而据我所知，很多新入警民警在经历一些事情后心理上或多或少会出现些问题，请问我们该如何做才能尽早走出心理阴影，确保心理健康呢？

答：大家常说"有困难找警察"，警察这个群体在很多人看来就像是"超人"，在面对危险与困难时，我们都会想到找警察。但警察也是人，也会恐惧、有生活的压力等，工作中遇到的一些特殊情况和场景，也会对警察的心理健康造成影响。

在对心身疾病的认识方面我们中医有个说法，认为躯体生理活动的异常（形的异常）可以导致精神心理的疾病（神的异常）；另一方面，精神心理活动的异常可能会造成躯体生理的疾病。所以在中医里，诸如头痛、眩晕、心悸、怔忡、不寐、梅核气、便秘、痛经、郁证、中风、哮喘、消渴、躁狂、癫证等，一直以来都是属于中医面对的心身疾病。因此心理问题不可小觑。

保持心理健康，个人是关键。下面我就简要地谈谈作为民警个人应该注意哪些问题。

（1）学会正视压力。要认识到心理压力不是个性的弱点和能力的不足造成的，是人人都会体验到的正常心理现象。

（2）要正确认识心理问题。在人们心目中，对心理问题存在两种错误认识。一种是对心理问题过分害怕和恐惧；另一种是认为有心理问题会感到"羞耻"，不敢向他人坦露。正是这两种错误认识会使心理问题越来越严重，由一般的心理问题，发展到心理障碍。

（3）要加强体育锻炼，增强身体素质；更新文化知识，提高业务能力水平，以适应公安工作对心理产生的压力。

（4）学会适时释放自身压力。当民警自身无法更好地调适心情排解压力的时候，可以试着向家人、朋友、同事寻求帮助和支持，还可以找专家进行心理咨询和治疗，切忌讳疾忌医，形成心理危机。

中医一直讲究食疗，日常这些食疗方法对民警的心理健康亦有一定的帮助：

（1）玫瑰花：泡茶时放入几朵玫瑰花，也可以单泡玫瑰花饮用，饮之即可顺气。

（2）山楂：山楂长于顺气止痛、化食消积，可以缓解怒后造成的胸腹胀满和疼痛，对于生气导致的心动过速、心律不齐也有一定疗效。

（3）莲藕：藕能通气，并能健脾胃、养心安神，亦属顺气佳品。

（4）香蕉、葡萄、苹果、橙子能给人带来轻松愉悦的感觉。

2. 如何快速赶走疲劳综合征？

问： 我是一名年轻的民警，领导安排的出差比较多。最近每次出差回来后休息好几天还是觉得很累，而且注意力不集中、头痛等，工作效率不高，去医院也没查出什么问题。请问王医师，我这是怎么了？

答： 你可能是患上了疲劳综合征。在人们的印象中，疲劳只要通过休息就可以消除了，似乎疲劳就意味着要休息。对于单纯由体力消耗引发的疲劳固然可以这么理解，然而疲劳综合征却不仅仅是体力消耗所引发，当然也就不是单靠休息就能解除的。疲劳综合征主要是指身、心过度负重而引起的一组证候群，症状包括：自感精疲力竭、心烦意乱、心理压抑、百无聊赖，进而出现一系列神经衰弱症，如头痛、头晕、失眠、怕光、记忆力减退、注意力不集中等。这些症状复杂难解，如影相随，挥之不去，尤其是反复出现的疲劳感，让人心生"三千烦恼丝"。

那么有人会问，中医是怎么对待疲劳综合征的呢？其实，疲劳综合征可归属中医学"郁证"与"虚劳"的范畴。郁证、虚劳含义甚广，包括现代医学多种精神、神经及慢性虚弱疾病。清代《类证治裁·虚损篇》认为，虚劳有五：肺劳损气，脾劳损食，心劳损神，肝劳损血，肾劳损精。心主神明，心劳损神即是长期紧张、忧思过度、阴阳失调、神气亏损之证候。治疗方法主要以调理身心为主，比如心理疗法、音乐疗法、针刺疗法等。

那么，如何快速赶走疲劳综合征呢？首先适当运动，增强体质。运动包括适量的脑力劳动、体力劳动和体育锻炼，适量的运动是最好的情绪调节剂，使人有成功感，并对改善睡眠非常有益。另外还可以用热水洗脚、足部按摩等。睡身先睡心，才能保证充足的睡眠，睡心就是人要安静，心要空虚，泰然处之。当然不能过度地睡，这样反而会降低身体的新陈代谢，造成人体活动能力进一步减退，疲劳感更强。

还有，你要学会每天腾出一段空闲的时间去听音乐、看电影、锻炼，做彻底的放松，不但身体，而且心理都要得到休闲，每天至少半小时，每周要有半天。

那么有没有食补的办法呢？这里我介绍几种简便的中医食疗法：

（1）以预防躯体疲劳为主，可食用黄芪鸡（黄芪、陈皮、肉桂、母鸡）、补中益气粥（人参、甘草、当归、薏米、柴胡等）。

（2）以预防精神疲劳为主，偏抑郁的可选用甘麦大枣粥（甘草、浮小麦、大枣等），偏烦躁的选舒肝汤（柴胡、甘草、枳壳、生地、龟板等）。

（3）身体虚弱可选冬虫鸭（冬虫夏草、鸭子）。

3. 工作压力导致失眠怎么办？

问：我是一名刑警，上个月因为一个案子，我和同事们经常加班。回到家已经是凌晨一两点了，虽然非常疲惫，但躺在床上难以入睡，好不容易睡着了又很快就醒了。现在案子了结了，可我还是睡不好，整天没精神。请问王医师，我是不是患上失眠症了，吃安眠药有用吗？

答：失眠即睡眠失常，又称入睡和维持睡眠障碍，是一种常见病。表现为入睡困难、入睡后过早地醒来、醒后不能再继续睡等。长期失眠会使人脾气暴躁，攻击性强，记忆力减退，注意力不集中，精神疲劳。失眠还会使人免疫力下降，对身体消耗较大。

一般来说，短期失眠不会对人体造成影响，如果短期内自行康复则不必太担心，如果持续时间超过一周以上，就要注意了。因为经常熬夜加班，会一点一点地耗损体内的"阴气"，慢慢地就变成"阴虚"体质，就算精疲力竭，上了床也睡不着，要不就是脑袋里连番上演各种梦境，觉得没法好好休息。时间长了更会发现，记忆力在不断下降，同时伴有心慌、面白、头晕等表现。此种情况必须"滋心阴、养心神"，那这该怎么办呢？你可以开些中药进行滋补调理。

有人以为失眠了就找西医吃安眠药，那是不完全正确的，毕竟西药治疗有的会有依赖性，时间久了还会有耐药性，药量越吃越大。

需要提醒的是，睡前不要运动，因为这会让原本已经疲倦的肌肉更加紧张，大脑也会更清醒，导致睡不着。再者要想拥有安稳的睡眠，必须内心安宁平和。多数失眠者患的是"失眠担心症"，开始时是偶然事件造成的偶然睡不着，后来则是因为担心失眠而导致失眠，越失眠就越担心，越担心就越失眠，形成恶性循环并深陷其中无法自拔。

除了找中医对症开方外，你还可以用些放松方法：可以利用香熏法，淡淡的薰衣草香味会令神经逐渐地放松下来，不知不觉中就进入了梦乡；在睡觉之前不妨按摩一下，使人的头脑随着脸部肌肉放松下来，然后就会慢慢地睡着；听听安眠乐曲，也是自我调节的方法。

如果不得已要熬夜时要注意补水，可以泡上一大杯枸杞大枣茶或菊花茶，坚持每天喝，滋补又去火。

4. 我是不是患了抑郁症？

问：我在基层派出所工作，32岁，我原来挺开朗的，工作出色，因此被提拔为所领导。可在领导岗位时间久了，工作失去动力，现在变得很少说话，而且精神萎靡，睡不着觉，对生活失去信心，同事都说我好像换了一个人。请问王医师，我是不是患了抑郁症了？该怎么办？

答：这位民警你的症状确实跟抑郁症很相似。抑郁症又称抑郁障碍，以显著而持久的心境低落为主要临床特征，是心境障碍的主要类型。这种情绪的消沉可以从闷闷不乐到悲痛欲绝，自卑抑郁，甚至悲观厌世，可有自杀企图或行为；严重者可出现幻觉、妄想等精神病性症状。

但是你不要过于悲观，心情低落是一种很常见的现象，几乎所有人都体验过沮丧、忧郁的心情，你可以告诉自己："我只不过是情绪感冒了，我的情绪现在正在发烧，还会打喷嚏，现在很痛苦，但调整一下就会好的。"

对于你睡不着觉，要具体分析，因为引起失眠的原因比较多，如体弱、忧虑、抑郁等，也有可能与饮食有关。失眠涉及多个脏腑，如心、肝、脾、肾等，主要病变在心，与心神的安定与否有直接的关系。因为心藏神，心神安定，则能正常睡眠，如心神不安，则不能入睡。不论是心经自病，或者脾病、肾病、肝病及胃病影响于心，均可导致失眠。其中由于思虑不解，劳倦过度，损伤心脾而发病的较多。心脏受损，则心血不足，心神失养，不得安宁，因而不能成寐；而心血不足，与脾气受伤密不可分，脾伤则气血生化不足，不能上奉于心，心失所养，因而心神不安。

中医治疗抑郁症有各种方剂、汤剂，乃至电针灸、按摩疗法等，都是为了调理抑郁症患者体内的阴阳，最终达到治疗抑郁症的目的，你可通过中药进行调理，同时也可找心理医生进行咨询，排除心理困扰，减轻心理压力，克服心理障碍，恢复心理健康。

另外，工作和生活中要学会正确评价自己，明确自己的价值和目标，调整好心态，不要好高骛远。还要采取健康生活方式，多外出运动、交友、娱乐，如果长期食欲不振、睡眠不足、缺少运动，就容易耗损人的意志而使人更加心情烦躁、抑郁、疲倦和虚弱。

饮食方面可吃些有助于"开心"的食物，比如深海鱼、全麦面包、樱桃、大蒜、南瓜、低脂牛奶、鸡肉等。

5. 如何从焦虑中走出？

问：我是派出所的民警，我在工作中有时会突然感到胸部疼痛，到医院检查后却没有任何疾病，有时会因为工作压力而紧张、出汗，甚至肌肉发抖，后来看了心理医生才知道得了焦虑症。请问王医师，焦虑症不吃药能好吗？该如何自我治疗？

答：焦虑症，又称为焦虑性神经症，是神经症这一大类疾病中最常见的一种，以焦虑情绪体验为主要特征，主要表现为：无明确客观对象地紧张担心，坐立不安，还有植物神经症状（心悸、手抖、出汗、尿频等）。

在中医看来，焦虑症是由于情志不舒、气机瘀滞所引起的病症。焦虑症的中医治疗，提倡治疗与调理相结合，疏肝、益肾、健脾、宁心安神，调理气血，平衡阴阳；同时增强人体免疫力，改善人体生物节律，提高细胞活力。

轻度焦虑症可以通过自我调节、加强锻炼来克服以及专家的心理疏导来治疗，可以不吃药，条件允许的话，建议每天适当做些体育运动，这对缓解焦虑是很有效的。重度焦虑症患者仅凭自我调节是远远不够的，只有借助专业的医疗手段来治疗才能彻底治愈。

对于焦虑症患者，除了接受正规治疗外，一定要学会从焦虑中自我解救，远离不良情绪，及时缓解悲观心态，消除焦虑的症状。我给你介绍几种焦虑症的自我治疗方法：

（1）转移注意。焦虑症患者发病后，脑中总是胡思乱想，坐立不安，百思不得其解，痛苦异常。而这种思维会进入到一个恶性循环，越焦虑越想，越想越焦虑，从而无法摆脱。此时，患者可转移自己的注意力，如在胡思乱想时，找一本有趣的能吸引人的书读，或从事紧张的体力劳动，忘却痛苦的事情。这样就可以防止胡思乱想再产生其他病症，同时也可增强自身的适应能力。

（2）多做运动。有句老话说"生命在于运动"，对于焦虑症患者，进行有规律的有氧锻炼是可以充分改善焦虑症状的。

（3）做感兴趣的事情。人们在做自己感兴趣的事情时，会全身心投入，进入一种物我两忘的境界。因此，当你面临焦虑时，去做一些感兴趣的事情，如唱歌、听音乐、看电视、打篮球，等等，当你做完这些事情的时候，你的烦恼焦虑早就无影无踪了。

（4）放松技术。平躺在床上，然后从头到脚依次做紧张和放松运动。比如攥紧你的拳头，这叫做紧张运动，然后慢慢松开拳头，这就叫放松运动。就这样反复紧张然后放松。从头到脚的每一块肌肉都要做紧张放松运动。经过一段时间练习，你就可以利用放松技术来减轻焦虑。

6. 下班后如何解除压力？

问：作为一名45岁的女警，每天要面对很大的工作压力和繁重的工作任务，我每天回到家感到特别累，有时感觉自己要崩溃了，有没有什么方法能帮助解除压力？

答：压力是人们长期忽视但现在必须关心和应对的核心问题。上了一天的班，当拖着疲惫的身体回到家时，建议你可以利用有限的时间做一些放松，每天只要利用短短的时间放松，就能提高第二天上班的工作效率。

（1）泡个热水澡，水温约在摄氏37到39度左右，可有效地放松绷紧的肌肉与神经。

（2）换上宽松的衣物，以棉质为主的家居服，可卸除内衣。

（3）室内灯光以黄色为主，不易刺激眼球，这样能舒缓眼部的压力，也能缓和室内气氛。

（4）晚餐时以清淡食物为主。避免吃辛辣、油炸食物，或是停留在胃中时间较长的高蛋白、高油脂、高热量食物，以免增加胃肠的负担。

（5）晚餐后可来点不含酒精、不含咖啡因等刺激性物质的饮料。

（6）睡前将腿抬高，或是脚下垫个枕头，形成30度、45度或是90度的角度，可帮助消除因为长期站立或坐姿所造成的下肢血液循环不良引起的肿胀。

（7）尽量在晚间十一点到凌晨两点上床入睡。如果你长期有很多工作需要熬夜，可以先去睡到两点以后上闹钟再起床，因为十一点到两点这个时间，人体经脉运行至肝、胆，若这个时间没有得到适当的休息，时间久了这两个器官的不健康就会表现在皮肤上，如粗糙、黑斑、青春痘、黑眼圈等。

（8）睡前可以听一些古典音乐或是轻音乐，避免心情过度亢奋所导致的夜梦过多。

7. 如何学会控制愤怒情绪？

问：我从警校毕业分配到派出所已经工作 5 年了，因为长期在忙碌和压力中度过，使我现在变得很爱发脾气，好几次在调解纠纷时控制不好情绪。王医师，我该如何控制愤怒情绪？

答：愤怒完全是正常人的情绪，而且是很强烈的情绪。如果随便发泄怒火，可严重损坏人际关系并伤害您的专业信誉。但如果完全压制愤怒，就可能转化为身体内部问题，导致高血压、抑郁或被动反抗行为。

如何解决易怒情绪呢？我们中医有一句话："肝为刚脏，喜条达而恶抑郁，在志为怒。"意思是说，肝属于刚强、躁急的脏器，喜欢舒畅柔和的情绪，而不喜抑抑的情绪，其情绪表现主要为发怒。所以，善怒主要与肝有关，主要表现为肝郁气滞、肝火上炎、脾虚肝乘等三种证候。因此要从调理肝气着手，可找中医把脉开方对症调理。

除了吃中药调理外，可以通过心理调适的方法帮助控制情绪。

（1）努力从内心处冷静。遇到困难的对话时，做做深呼吸，内心慢慢重复一些类似"放松，保持冷静"的话。您还可以闭上眼睛几秒钟，想象一幅放松的画面、一些让您冷静或高兴的事情。在您讲话时，放慢语速，不要中断，并仔细考虑您正在说什么。

（2）抽身而退。如果紧张气氛越来越严重，则考虑先停止讨论，等双方都冷静下来时再回来重新开始。随着时间推移，您会变得更客观，问题也将在您脑海中更明确。

（3）尝试换位思考。如果您发现自己对某个人很愤怒，或者成为他们愤怒的对象，则花一点时间从对方的角度进行考虑。每个人都有其自己的困难和压力。当您能够将对方视作易犯错误的正常人、像您一样在努力完成这一天的工作，您就更容易冷静下来，并找到开始解决问题的共同点。

（5）缓和您的语气。在响应之前先仔细倾听，并使用类似"我明白"这样的短语，以显示您愿意了解他们的观点。另一个有用技巧是"镜像技术"，您在说话时重复别人的词或短语，不是干扰他们，而是表示您确实在听并且理解他们。最后，不要迁怒于别人。不要说"当你……时，我真感到厌烦"，而是说"当您……时，我感到难过"。

（6）不要当面发泄怒气，也不要反击。如果有人朝您大喊大叫或粗鲁地威胁，请努力记住：这并不是真的针对您。您对与您无关的任何人的行为都不负责任，而且您也无法控制他们的行为。您只能控制您对他们的行为所做出的反应。如果有人抨击您，反击只会让事情更糟糕。冷静地反应，或者根本不回应，拒绝"供给"他人的愤怒，可使其更快地"燃尽"愤怒，就像失去氧气的大火。

（7）了解您的"愤怒触发器"并找到替代方法。通过学习认识到什么使您愤怒。可能是人、情况或任务使人血脉喷张，所以找出原因是什么，并且找出替换办法来解决它们。比如说，您可能发现您每天上班的路上让您很郁闷，在一天刚开始时就不愉快。那就寻找不同的方案：找一条不同的路线，自己开车而不是乘公共交通或者反过来。或者您可能发现每当您必须准备特定报告时就会脸色发青，那就寻求不同的更有效的方法来完成工作，看看是否其他人能够帮助完成这项任务。

最后，为愤怒找到健康的发泄渠道。尝试做一些剧烈运动、瑜珈，或者冥想历程，用一种积极的方式来释放郁闷，这样愤怒就不会积聚在您的身体里，或者以不良的方式爆发出来。

8. 压力大导致神经衰弱怎么办？

问： 我是去年被提拔为派出所中层领导的，由于工作紧张，任务重，压力大，逐渐出现失眠，常常需两三个小时才能入睡，睡后又易惊醒、多梦。白天昏昏欲睡，精神差，易疲劳，注意力不集中，情绪烦躁，导致工作效率不高。到社区门诊咨询后，医生说我是神经衰弱。请问王医师，我该如何治疗呢？

答： 超负荷的体力或脑力劳动可引起大脑皮层兴奋和抑制功能紊乱，而产生神经衰弱综合征。中医是指：七情（即喜、怒、忧、思、悲、恐、惊）等不良情感诱发的疾病。一般表现为：脑力不足、精神倦怠、对内外刺激敏感、情绪波动、易烦易怒、缺乏忍耐性、紧张性疼痛、失眠、多梦、心理生理障碍等，往往严重影响着患者的生活质量。

神经衰弱多系心脾两虚或阴虚火旺所致，治疗时（包括中药、针灸、推拿、按摩等）应按辨证施治原则，选择不同的处方或穴位，对改善症状、消除疲劳、增进睡眠、促进恢复有较好效果。

除了药物治疗外，还有心理治疗、医疗体育和理疗、音乐疗法等。体育锻炼和适当的体力劳动，对改善患者的躯体状况有良好的效果，配合气功、太极拳、瑜伽等民间健身术，水疗以及其他物理疗法，有一定辅助疗效。

神经衰弱的治疗，心理调节非常重要。一个人一旦患有神经衰弱后，便会自然地对自己的病情忧心忡忡，心理负担越来越重，结果加重了情绪消极反应。反过来，消极情绪又会强化病情，造成恶性循环。另外，病症一旦出现，患者便把全部注意力集中到症状上来，神经愈发敏感，烦恼愈发增多。

积极的办法应该是"带着症状生活"，做到"顺其自然"。一方面坚持与以往一样地工作和生活，另一方面加强体育锻炼或参加其他娱乐活动。

预防神经衰弱最主要的一点是要对该病有正确的认识，坚定战胜疾病的信心。其次就是要建立有规律的生活制度，安排好自己的工作、学习和休息，学会科学用脑，防止大脑过度疲劳，并根据每个人的体力、爱好，每天坚持适当的体育锻炼如打球、游戏、做健身操等。

9. 路面执勤风吹日晒导致身体"干涸"怎么办？

问：口干舌燥，是许多常在路面执勤的民警经常碰到的事情，而同时，有些民警会用抽烟的方式来给自己解乏、提神。据说这很可能患上了干燥综合征。请问王医师，这是一种什么疾病，该如何治疗呢？

答：有些人感觉自己的皮肤干燥就认为是干燥综合征，其实不然，干燥综合征是一种全身外分泌腺（如泪腺、唾液腺等）受累的慢性炎症性自身免疫病，常见症状有眼干、口干、无汗、大便干等，也可以累及全身多个系统，如果不及时治疗干燥综合征会对身体造成非常大的危害。

干燥综合征有很多危害，轻者常常口干、喉咙干燥、口腔唾液分泌少，重的能引发各种其他疾病，如牙龈炎、气管炎、眼部病变、皮肤病变等，严重威胁人们健康。

干燥综合征在我们中医的说法，是属于"燥证"、"燥痹"范畴，证候表现以内燥为主，也有外燥表现。多因内热津伤或久病精血内亏，或失血过多，或汗、吐、下后伤津液所致。因此我们把滋阴清热，养血润燥作为主要治疗法则，即所谓"顾正似是而非需养胃存津，化邪但需润肺化燥"。

当你感觉自己全身皮肤都非常干燥时，就要当心干燥综合征来袭。特别是干燥的季节会比其他季节代谢掉人体内更多水分，因此容易患干燥综合征。预防干燥综合征除增强体质、提高抗病能力外，最好的方法就是多喝水。

防治干燥综合征，生活中要注意空间保湿，保持房间内湿度达50%～60%，气候干燥时勤用湿拖布拖地，并在卧室内摆上一盆清水，有条件者可用加湿器，以免因空气干燥而加重口、眼干燥症状。

另外个人生活要勤快，要勤漱口、多喝水，不抽烟，少喝酒，以保持口腔清洁卫生。日常可咀嚼口香糖，以刺激唾液腺分泌，湿润口腔。注意眼部保健，不要长时间看书、读报及看电视，眼干时应点具有湿润眼睛作用的眼药水。勤换衣裤、被褥，以保持皮肤清洁卫生，避免使用温度过高的水洗脸、洗澡，少用或不用碱性肥皂，洗浴后抹些油性护肤脂，防止皮肤过于干燥。

俗话说："吃出健康"。既然为"燥"，在饮食上就得"去火"，所以饮食要清淡，忌吃上火食物、油炸食品，平时多喝水，多吃水果，多吃蔬菜，保证大便通畅。

吃补药时不宜吃鹿茸、肉桂等燥性很大的食物。像银耳、西瓜、甘蔗、梨子、橘子、西红柿等食物，对"去火"都有一定的帮助。

最后，要保持平和的心态，心态平和有利于气血通畅，可避免因情绪受到刺激而导致的上火。

第二章 护好心脑 提升警队健康指数

公安民警，尤其是基层民警，由于长期工作压力大，精神紧张，患病的较多。据统计，自2006年以来，因劳累过度猝死在工作岗位已成为公安民警因公牺牲的首要原因。

猝死的主要原因是由心脑血管疾病引起的，而心脑血管疾病是因元气亏耗不足，五脏气血阴阳失调，加之忧思恼怒，或饮酒饱食，或房事劳累，或外邪侵袭等诱因，以致气血不能濡养心脑；或由于元气亏耗，痰浊、瘀血、水饮等病理产物随之而生，引起心脑功能失常和病理变化的一类病症。警察平时工作压力大、劳累、没有适当休息，都是造成这一疾病的主要因素。因此，如何保护好民警的心脑健康，提升警队健康指数变得尤为重要。

10. 如何杜绝"心肌梗死"？

问：2014年年初，江苏省一派出所社区民警突发心肌梗死经抢救无效死亡。近年来每年都有民警死于心肌梗死，我很担心自己，想问王医师，有没有防范的方法可以避免悲剧的发生呢？

答：心肌梗死又叫心肌梗塞或心梗，在医学上是指急性持续性缺血、缺氧（冠状动脉功能不全）所引起的心肌坏死。心肌梗死的病机是：本虚而标实。虚主要表现为阳虚、阴虚、气虚，实则主要表现为由虚而导致的痰浊瘀阻、气滞血瘀、肝郁气滞等。

心肌梗塞发生比较突然，症状危重是猝死的原因之一。那么，心肌梗死或心肌梗塞病人应注意哪些问题呢？

一般年迈体虚、慢性病患者、喜欢喝酒吃肉以及脑力劳动者比较容易患心肌梗死。大家都知道，心肌梗死一般都有心痛等症状，其实还有一种无痛型心梗，其发病机制与有痛型相同，也属"正虚邪实"。所不同的是，无痛型心梗由于"极虚"导致机体对"实"的反应不明显，或由于实的程度极重，使机体即时进入极虚状态，发生昏厥甚至死亡，又或者是实的程度极轻，不足引起机体对微"实"的明显反应，现在出现的不少因心梗而猝死的悲剧大多数属于无痛型前两种情况。

血脂异常、糖尿病、高血压、腹型肥胖等也是发生心肌梗死的最主要因素，为预防心梗的发生，一般要定期（一年一次）到医院体检，对于已发生过心梗的病人，可能半年甚至更短的时间就要做一次检查，将危险降到最低点。在日常生活中还要注意以下几点：

（1）不要搬过重的物品。搬抬重物时必然弯腰屏气，这是有发生心肌梗死危险性的人群诱发心梗的常见原因。

（2）生活应有规律，精神放松，愉快生活，保持心境平和，对任何事物要能泰然处之。加强个人修养，积极参加适合自己的文化娱乐活动，如练书法、学绘画、种花、养鸟、垂钓、听音乐等。只要出现疲劳惑，心肌病患者都应该中止活动，立即休息，正确对待生活、工作中的矛盾。参加适当的体育活动，如气功、散步、慢跑、打太极拳等，但应避免竞争激烈的比赛，即使比赛也应以锻炼身体、增加乐趣为目的，不以输赢论高低。

（3）洗澡要注意。不要在饱餐或饥饿的情况下洗澡。水温最好与体温相当，水温太热可使皮肤血管明显扩张，大量血液流向体表，可造成心脑缺血。洗澡时间不宜过长，洗澡间闷热且不通风，在这样的环境中人的代谢水平较高，极易缺氧、疲劳，老年冠心病人更是如此。冠心病程度较严重的病人洗澡时，应在他人帮助下进行。

（4）注意气候变化。在严寒天气影响下，冠状动脉可发生痉挛并继发血栓而引起急性心肌梗死。气候急剧变化，气压低时，冠心病病人会感到明显的不适。国内资料表明，持续低温、大风、阴雨是急性心肌梗死的诱因之一。所以每遇气候恶劣时，冠心病病人要注意保暖或适当加服扩冠脉药物进行保护。

（5）情绪对心肌梗死的影响很大，患者应尽量避免情绪激动，注意休息，设法保持良好的睡眠，也可从事一些轻体力劳动，以转移注意力。

（6）避免长时间阅读、写作和用脑。

在饮食方面，心肌梗死患者可以多吃含纤维素的食物，特别需要注意的是，切勿喝酒及咖啡、勿食红肉、精致调味品，尽量减少维生素 D 的摄取。凡胀气、刺激的溶液不宜吃，如豆浆、牛奶、浓茶等。另外，诸如蒲公英、茴香、银杏（白果）、山楂果等天然药草，它们都对心肌梗死的治疗有帮助。

11. 如何预防心力衰竭？

问：我是一名基层派出所的民警，每天忙忙碌碌的，经常出现疲乏，有时感到心力憔悴，运动耐力也明显下降了，不知道这些症状是不是属于心力衰竭呢？王医师，心力衰竭主要有哪些症状？平时应该需要注意些什么，才能让自己充满活力呢？

答：心力衰竭又称"心肌衰竭"，简称"心衰"，是指心肌收缩能力减弱，心脏不能搏出同静脉回流及身体组织代谢所需相称的血液供应，并由此产生一系列症状和体征。

心衰患者多为虚实相兼之证，但以虚为主，因实邪多在脏腑亏虚、功能失调的基础上产生的，病脏可涉及肺、脾、肾、肝诸脏，故治疗时应强调以心为主，兼顾他脏。心衰最典型的症状是程度不同的呼吸困难，活动时加重，严重者端坐呼吸、咳嗽并伴大量白色或粉红色泡沫痰、食欲降低、双下肢浮肿等。

心衰者在夏季天气炎热时更要提高警惕，需定期对自己的心脏进行检查。因为天气炎热，人体为散热会扩张体表血管，会加重心脑血管病患者的缺血缺氧反应，使心脑细胞损伤和坏死增加，加重病情。另外，患者易急躁，可引起交感神经兴奋，使心率增快，心肌耗氧量增加。

早期心衰的表现并不典型，有的人会在进行较为剧烈的活动时出现气短，上楼时胸闷、气短，休息后即可缓解。而目前诊断心衰最准确、最简便、临床上应用较为普遍的方法是进行一些常规检查，如心脏超声等。

针对心力衰竭西医和中医都有很多种治疗方法，这里我从中医方面谈谈：首先，扶正勿忘补阴、养血，用正治法以补不足。另外在祛邪中不能忘记化痰祛瘀和行气。这里所说的化痰祛瘀是延缓、减轻、逆转心肌重塑之意，而行气在心衰治疗中不仅可以治疗气滞证，还有利于利水消肿，和胃健脾，改善消化道功能，增加营养物质和药物的吸收。

另外，生活中要注意以下五点：

（1）在感冒流行季节或气候骤变情况下，患者要特别注意保暖预防感冒，减少外出，出门应戴口罩并适当增添衣服，患者还应少去人群密集之处。患者若发生呼吸道感染，则非常容易使病情急剧恶化。

（2）心力衰竭的患者，平时喝水一定要少一些，尤其是腿经常肿、躺不住的心衰患者，喝水量要控制在1500毫升以内，以免引起病情的加重。

（3）适量活动。做一些力所能及的体力活动，但切忌活动过多、过猛，以免心力衰竭突然加重。

（4）减少盐的摄入。饮食应少油腻，多蔬菜水果，不要吃太多的盐。对于有些在吃利尿药的患者来说，因为排尿多的原因，可以适当增加一些盐。心衰患者如果盐分不足的话，会出现血压低、食欲差的症状。所以说，限盐应该是适当限盐。

（5）健康的生活方式。一定要戒烟、戒酒，保持心态平衡，不让情绪过于兴奋波动，同时还要保证充足的睡眠。

12. "心如刀绞"怎么办?

问: 在一次执勤中，跟我一起执勤的同事突然手捂着胸部附近，脸色很不好，感觉他非常痛苦，这种状况大概有近5分钟左右，怪吓人的。后来得知是心绞痛。王医师，一般什么情况下会出现心绞痛? 该如何缓解疼痛呢?

答: 心绞痛是冠状动脉供血不足，心肌急剧的、暂时缺血与缺氧所引起的以发作性胸痛或胸部不适为主要表现的临床综合征，直接发病原因是心肌供血不足。从大量的临床病案看，男性比女性更容易患心绞痛，劳累、情绪激动、饮食过饱、天气过热过冷等都容易诱发心绞痛。

发生心绞痛不要太慌张，要正确认识它、对待它。心绞痛属中医学胸痹、心痛范畴，是内科常见病、多发病。胸痹、心痛之名首见于《黄帝内经》，《灵枢·厥病》中称"痛如以锥针刺其心"等有关心痛的主要症状描述，与现今临床表现颇相吻合。张仲景在《金匮要略》中，将胸痹、心痛合而言之，认为胸痹心痛之轻者，仅见"胸中气塞，短气"，重者则见"胸背痛"，甚至"心痛彻背，背痛彻心"，并指出"胸痹缓急"，即心痛有时缓和有时剧急的发病特点。

心绞痛的病因病机，其发病与素体虚弱、年老体衰、情志失常有关，终致气血阴阳失调，产生气滞、血瘀、痰浊、寒凝等病理变化，使脏腑功能紊乱而发病。

"心主身之血脉"，心绞痛一般是气虚引起血瘀，血瘀又影响气的流畅，而致心脉瘀滞，引起疼痛及舌质紫黯。中医治疗方法主要有：从肝论治，心主血脉，肝主藏血调畅气机，肝气失调可致心血痹阻发为心病；从胃论治，胃之大络名曰虚里，贯膈络肺，注于心前。

有的心绞痛患者在发作时只需要停止活动，稍事休息，疼痛就可缓解或消失；有的心绞痛患者在发作时就需要舌下含服硝酸甘油、速效救心丸，才能在 3～5 分钟后缓解；也有一些心绞痛患者，靠单次含化硝酸甘油往往不能缓解症状，需要多次含化硝酸甘油，还要静脉点滴硝酸甘油，才能缓解。

在缓解期，就需要调节饮食，特别是进食不应过饱，禁绝烟酒。调整日常生活与工作量，减轻精神负担。在初次发作（初发型）或发作频繁、梗塞后心绞痛等疑为心肌梗死前奏的患者，应休息一段时间，使用作用持久的抗心绞痛药物，以防心绞痛发作。

在预防方面，要少吃盐，控制脂肪的摄入，戒烟戒酒，避免食用动物内脏和刺激性或胀气食物，多吃富含维生素和膳食纤维以及利于改善血管的食物，比如新鲜蔬菜、水果、粗粮、大蒜、洋葱等，特别要注意少食多餐，切忌暴饮暴食。

13. 如何预防高血压年轻化？

问： 对于高血压的概念，原本一直认为只是老年人比较容易有，跟年轻人很难沾上边，然而在公安队伍中高血压病有年轻化的趋势。请问王医师，高血压应该如何防治？作为年轻民警该注意什么呢？

答： 很多人一般都认为只有中老年人会有高血压，其实随着生活水平的普遍提高，如今高血压已不是老年人的"专利"，有年轻化趋势。

对于高血压病，中医常以"眩晕""头痛""中风"等病论述，其中以"眩晕"论述最多。从中医角度来讲，高血压病的病理机制主要是由于肝、肾、心、脾功能失调，引起体内阴阳、气血失衡所致。其中以肝、肾两个脏器阴阳失衡尤为多见。

一般来说，现在的年轻一族有四类人群比较容易患高血压，一是"烟民"；二是身体肥胖超重者；三是"吃货"；四就是"精英"。我们的民警都是"精英"，其工作的特殊性造成不少民警生活很不规律，精神经常处于高度紧张状态，心理压力较大，其发病率比正常人群要高。

如何预防高血压的侵袭呢？首先在饮食方面必须尽量选择清淡的、低盐低脂饮食，不要吃太油腻太咸。对于一些长期坐在办公室使用电脑的人，建议在电脑前工作半小时，就站起来走一走或向远处眺望，做一下深呼吸，这些都是舒缓的好方法。另外可以每周运动三次左右来自我调节压力。

此外，高血压患者还要注意饮食调理，适量控制能量及食盐量，降低脂肪和胆固醇的摄入水平，控制体重，采用低脂肪、低胆固醇、低钠、高维生素和适量补充蛋白质的饮食，可以吃一些植物蛋白含量高，含钾、钙丰富的食品以及绿色蔬菜和新鲜水果，像苹果、西瓜等，类似芹菜、黑木耳、山药、绿豆、海带、紫菜、西红柿等对高血压患者都是有益的。

治疗方面，高血压在中医可分为肝阳上亢、气血不足、肝肾阴亏、痰浊内阻等类型。如果属于肝阳上亢者，这种类型中药的治疗原则应该清肝泻火，比如用天麻钩藤饮、夏枯草。

痰湿内阻型治疗原则是化痰祛湿，选择处方可以选半夏天麻白术汤。阴虚阳亢以滋阴降火为原则，选择像知柏地黄丸。阴阳两虚型的患者，治疗的时候应兼顾阴阳，要两益阴阳，可用桂附八味丸。饮食上除了养阴可以吃百合，冬季的时候还可以用点洋参、虫草。

14. 如何防范高血脂？

问：我所在的交警队最近组织大家进行体检，好几个队友竟然查出血脂偏高。王医师，针对这种情况，我们该如何防范？

答：随着生活水平的提高，高血脂患者越来越多。高血脂早中期没有明显症状，因此患者往往掉以轻心，殊不知，它却是一个潜伏的"杀手"，它与动脉粥样硬化、糖尿病、脂肪肝、肾病等关系十分密切，可引起全身血管病变，有引起冠心病、脑梗塞的危险，也是高血压症的根本原因。当脑部血管先出现症状时，还会导致中风。

从日常生活中看，高血脂和人的日常饮食与生活习惯关系极为密切，饮食失当或摄食过度，或恣食肥腻甘甜厚味，过多膏脂随饮食进入人体，输布、转化不及，滞留血中，而造成血脂升高；抽烟多，或饮酒过度，损及脾胃，健运失司，致使饮食不归正化，不能化精微以营养全身，反而变生脂浊，混入血中，也会引起血脂升高。

"清从浊化，脂由痰生"。高血脂症相当于中医学"痰湿""浊阻"范畴，是在脏腑之气虚衰的基础上，饮食不节、好坐好静、嗜食肥甘、七情劳伤等形成正虚邪实所致。基本病机是脏腑功能失调，精微物质运化失常，酿生痰浊、瘀血而致血脂升高。病位在肝、脾、肾，病邪责之于痰瘀。

高血脂在中医治疗中，分为痰浊阻窍型：症见善忘神呆、腰酸流涎者，选加温胆汤及菖蒲、郁金、熟地等；痰瘀阻络型：症见神疲气短、肢麻不仁者，选加夏陈六君汤及僵蚕、红花等；痰浊中阻型：症见头昏胀刺痛、耳鸣心悸、急躁善怒、腰膝酸软者，选加杞菊地黄汤；症见视物旋转、恶心欲呕、胸闷肢麻者，选加半夏白术天麻汤；痰瘀痹胸型：症见心胸刺痛、气短心悸者，选加瓜蒌桂枝汤及降香、郁金等。

在临床病人中：有的因脾虚痰瘀阻络而肢麻；有的因肝肾不足聚痰生瘀而致头痛眩晕；有的因心脾不足痰瘀阻痹胸阳而致胸痹；有的因脾肾两虚痰瘀阻窍而成痴呆。这些病人通过化痰浊、行痰瘀治疗均可取得一定疗效。

要防范高血脂症，在日常的饮食、生活中需要特别注意。应注意饮食调摄，慎食高脂、高糖、高胆固醇食品，加强运动也是预防高血脂的有效措施，建议大家每周至少进行两次有氧运动，已经患有高血脂的人，最好选择强度小时间长的锻炼方案，如慢跑、快走、游泳等。另外，要戒烟限酒，起居规律，控制高血脂来减少并发症。

15. 转氨酶升高怎么办？

问：作为民警熬夜加班是常有的事，有不少民警为锻炼身体，常常加班后参加一些剧烈运动，按理说运动会让身体变得越来越好，然而，有很多民警锻炼后却发现转氨酶偏高。王医师，转氨酶偏高会出现何种情况？危险吗？

答： 转氨酶对于很多人来说比较陌生，它是催化氨基酸与酮酸之间氨基转移的一类酶，人们在肝功能检查中经常会查到这项。当人体劳累、运动过量和疲劳时都可以短暂地引起转氨酶升高。转氨酶偏高不要过于紧张，但也要给予足够的重视，好好休息，及时接受正规复查和治疗。

转氨酶升高的原因一般有生理性转氨酶升高和病理性转氨酶升高。转氨酶正常值是 0 ~ 40 单位。转氨酶升高一般是指高于正常值两倍以上。健康人的转氨酶水平暂时超出正常范围是经常发生的。比如剧烈运动、劳累、焦躁或油腻食物、抽烟、饮酒、吃药都会使转氨酶暂时偏高，或者平时缺乏运动，在体检前走路稍长一些，转氨酶也可能会高出正常范围。如果其他指标正常，仅单纯的转氨酶升高对健康是没有大影响的。

病理性转氨酶升高一般是由肝功能受损引起的。如病毒性肝炎引起的转氨酶增高、肝硬化引起的转氨酶增高，酒精肝引起的转氨酶增高。

其实，用我们中医药的办法降低转氨酶非常有优势，但很多人不知道。中医的治疗办法就是"健脾化湿，理气降浊"，这可以调整肝细胞的酸碱环境、提高自身的免疫能力、调节代谢功能，纠正代谢紊乱。而且中药无毒副作用，在保肝降酶方面有很大优势。

那么，转氨酶升高有什么危害呢？其最大的危害无疑是对肝脏的危害，转氨酶高会影响肝脏代谢和解毒功能，使得药物代谢和身体毒素得不到及时排出，会进一步加重肝脏的负担。其次，转氨酶升高会引起急性病毒性肝炎、慢性肝炎等各种疾病的产生。因此，当转氨酶高时，一定要找出病因，然后再对症进行治疗。

转氨酶高的患者在饮食上都可以多食用菌类食品，如木耳、香菇、蘑菇等来提高免疫力；也应该多吃一些高蛋白食物，促进肝细胞的修复与再生。另外，在生活中还应注意忌辛辣、烟酒和激素、抗生素，而且生活规律也很重要，"三分治七分养"，充足的睡眠、合理营养、规律生活、适量运动都很重要。

16. 高胆固醇的人如何注意饮食?

问：很多战斗在一线的民警工作节奏快，饮食极其不规律，特别是一些老民警都有不同程度的高胆固醇。请问王医师，应该如何治疗和预防高胆固醇呢?

答：胆固醇分为高密度胆固醇和低密度胆固醇两种，前者对心血管有保护作用，通常称之为"好胆固醇"；后者偏高，冠心病的危险性就会增加，通常称之为"坏胆固醇"。血液中胆固醇含量每单位在140～199毫克之间，是比较正常的胆固醇水平。

高胆固醇属于高血脂的范围，简单说就是血液里的油脂类（胆固醇、甘油三酯）的物质多了。人体体内胆固醇、甘油三酯、垃圾毒素在血液过多沉积，造成血液稠黏（血液脂肪超标）。而血液平时在血管里流动，流动性很好，像水一样。要是有毒物质和油脂（甘油三酯、胆固醇）搅拌在一起就很黏，流动性很差，像油一样。过多的胆固醇沉积在血管壁里面很可能会形成各种各样的心血管问题，如冠心病、脑中风等。

俗话说，病从口入。饮食中高饱和脂肪酸的摄入、高胆固醇的摄入以及热量摄入与消耗失去平衡是导致高胆固醇血症的主要因素，因此改善饮食结构、控制体重、增加体育锻炼是治疗高胆固醇血症最基本的措施。

要降低胆固醇，应该减少一些含高胆固醇食物的摄取，如猪肾、猪肝、鸡肝、虾皮、鲜蟹黄、鹌鹑蛋、羊头肉、松花鸭蛋、咸鸭蛋、鸭蛋黄、鸡蛋黄、猪脑。蛋类每星期以不超过三四个为原则，尤其尽量少吃蛋黄，包括各种鱼卵、蟹黄等。鱼可以多吃，因为鱼中含有大量高级不饱和脂肪酸，对降低血胆固醇有利。其实在日常饮食中有许多不含胆固醇的食物，包括硬壳果类（如杏仁、核桃）、五谷类、水果类、蔬菜类，尤其要多吃水果，水果含果胶，也能降低胆固醇。

治疗胆固醇还可使用一个中药小偏方：绿茶、何首乌、泽泻、丹参各10克，水煎服，每日1剂。

17.动脉硬化如何改善?

问:我是一位在公安战线工作了近三十年的民警,最近查出患有动脉硬化。请问王医师,动脉硬化到底是一种什么情况?有没有办法来改善它呢?

答:动脉硬化是一种全身性疾病,会影响到身体各部位的健康,同时会引发脑动脉硬化等并发症,是死亡率极高的疾病,因此预防动脉硬化尤为重要。人体全身有三处最危险的动脉硬化区,即心脏动脉硬化、脑组织动脉硬化和颈动脉硬化。

一般人都知道,心脏动脉硬化可导致心肌梗死,脑动脉硬化可导致脑溢血,其实颈动脉硬化的危害也相当大。当颈动脉硬化时,如同两只手掐住了颈部,造成脑组织缺血、缺氧,时间长了会导致脑萎缩。若颈动脉硬化斑块脱落,会阻塞动脉血管,造成失明、偏瘫,甚至危及生命。

要延缓动脉硬化发生及硬化程度加剧,应尽可能地避免体内活性氧的过剩,注意不让血管发生堵塞。人体自身所具备的抗氧化机能随年龄逐渐衰减,因此,除了日常生活中注意养成良好生活习惯、避开环境污染带来的伤害、及时消除心理压力以外,补充摄取抗氧化物质也是非常必要的。

动脉硬化属中医痰湿瘀阻型疾病,与身体很多问题有关,故要治疗动脉硬化,应该从各个方面补起,如补肾、补肝、养血,等等。主要治法是从活血化瘀、祛痰降脂、扶正补虚(健脾益气、补益肝肾)等入手。

扶正补虚法:由于动脉粥样硬化的本质是本虚标实之证,所以补其不足十分重要。扶正补虚法针对脏腑亏虚之证,而多采用具有补气养血、健脾益气、滋养肝肾等作用的方药。有利于抗动脉粥样硬化形成与发展的扶正补虚类中药有:淫羊藿、当归、何首乌、黄芪、党参、白术、桑寄生、牛膝、杜仲、沙棘、刺梨、绞股蓝、灵芝、蜂胶等。

活血化瘀法：中医将血液的高凝状态、血栓形成、血管壁受损、脂斑形成、有包块刺痛、舌质青紫等视为血瘀证。动物实验和临床试验证明，多种活血化瘀药具有抗动脉硬化作用。

具有抗动脉硬化作用的活血化瘀药很多，常用的如三七，性味甘微苦，温，归肝、胃经。功能散瘀止血，消肿定痛。研究发现，三七有效成分能明显升高血清中血管内皮舒张因子、超氧化物歧化酶水平，降低内皮素、血浆脂质过氧化物活性水平，拮抗血小板粘附、聚集和血栓形成，保护动脉壁和扩张血管。

丹参、川芎、西红花、蒲黄、牡丹皮、桃仁、姜黄，以及一些有破血作用的虫类药如水蛭、蜈蚣等也有抗动脉硬化作用。

血脂异常，低密度脂蛋白胆固醇增高和高密度脂蛋白胆固醇降低是冠心病的主要危险因素。具有调节血脂作用的活血化瘀中药还有鸡血藤、大黄、虎杖、姜黄、地龙、桃仁、红花、三七、水蛭、丹参、郁金等。

祛痰降脂法：脂质代谢异常是导致动脉硬化形成的重要因素，中医将高脂血症归属为痰浊证。所以采用化痰降脂、利水渗湿等方法治疗。常用药物如昆布，性味咸，寒，归肝、胃、肾经。功能软坚散结，消痰，利水。常用的还有化痰祛瘀汤，由化痰药（如桔梗、海藻、瓜蒌、玉米须）及祛瘀药（如山楂、郁金、蒲黄、藏红花）共同组成，能有效降低血浆总胆固醇、甘油三酯水平，提高高密度脂蛋白胆固醇含量，有很好的降低血脂的作用。

需要特别注意的是，动脉硬化的治疗要及时，当疾病出现轻微症状时就要采取相应的治疗措施，抓住最佳的治疗时机，以免延误病情给治疗带来麻烦。

动脉硬化虽然不能彻底消退，但在一定程度上还是可逆的，而走路就是使动脉硬化斑块稳定和消退的最有效的运动方式，建议每天走路30分钟以上，坚持一年，可见效。合适得当的走路方法，不仅可以降低胆固醇、降血压，还可将全身大部分肌肉骨骼动员起来，使得人体的代谢活动增强、肌肉发达、血流通畅，进而减少患动脉硬化继续加重的可能性。

18. 如何“赶走”糖尿病?

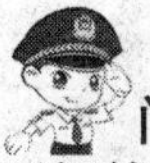

问: 我是基层公安民警，40 岁，由于工作特殊性，存在饮食不规律等问题，很少锻炼身体，这段时间感觉老是喝水，总想吃东西，小便也特别多，人却好像消瘦了，别人说这可能是患了糖尿病。我这么年轻，平时觉得身体也挺好的，怎么会有糖尿病呢？王医师，这种症状真是糖尿病吗？如果是，我应该怎么做？

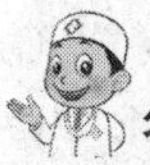

答: 现在有不少民警认为自己身体素质好，对锻炼不重视，殊不知，缺少锻炼也是导致糖尿病的重要因素之一。

大家都知道，糖尿病患者有三多一少：吃多、喝多、尿多，消瘦，这与传统中医上的消渴证症状如出一辙。

辨证论治是中医治疗糖尿病的精髓，并根据消渴病的病因病机分三期论治：

一期为消渴病前期。消渴病尚未形成，但有可能发展为消渴病。该期的主要病机特点是“阴虚”。形成阴虚的原因主要是禀赋不足、贪食甘美、过度安逸，可表现为阴虚肝旺、阴虚阳亢、气阴两虚。一期病人多有形体肥胖、头昏乏力、口甜等症状，但因尚未化热，所以往往没有消渴病“三多一少”的典型表现。

二期为消渴病期。此期消渴病已经形成，但尚未出现并发症。此期的病机特征是“阴虚化热”，即病人在一期的基础上逐渐发展而成，加之情志不舒、肝气郁结，或因外邪侵袭，或因过食辛辣燥热，或因劳累过伤，均可化热化燥伤阴，持续耗气伤正，从而可转化为阴虚燥热、肝郁化热、湿热困脾、热伤气阴等证候。

三期为消渴病并发症期。其主要病机特征是气血逆乱、血脉不畅、经脉瘀阻，可逐渐出现皮肤、肌肉、血脉、筋骨、神经、五脏六腑等各种急慢性病变。

由于消渴病的慢性病变主要伤及各个组织器官，往往成为糖尿病患者致死的主要原因，因而，早期防治尤其重要。病人可根据自身的症状特点，如在口渴喜饮、多食多尿的基础上出现视物模糊、胸闷心悸、心慌气短、心前区闷痛、头晕健忘、神疲乏力、肢体疼痛、手足麻木、肌肉萎缩、下肢及颜面浮肿、性欲减退或阳痿、闭经，甚至出现严重心律紊乱、肾功能不全、脑梗塞、脑出血等，应中西医结合强化治疗。其中，中医治疗多采取调整脏腑、补虚泻实、标本兼治、平衡阴阳等治疗法则，同时辅以针灸、推拿、内服、外治等综合治疗方法，往往可以收到较好的临床疗效。

中医治疗糖尿病，从脏腑病机论治，认为上焦宜润肺养阴、生津止渴；中焦宜清胃泻火或清胃润燥，以治消谷善饥；下焦宜滋补肝肾、育阴清热，使水火相济、阴平阳秘。从标本虚实论治，认为消渴病以阴虚为本，燥热为标；正虚之中，以肾虚为本，痰湿、血瘀为标；肾虚之中，阴虚为常，火衰为变。从"三消"轻重论治，认为标实证轻，本伤病重，消渴病出现传变（并发症），病情更重。此时，常需滋阴补肾、益气健脾、化痰逐瘀、活血通络诸法并用，方可取得好的疗效。

因此，中医治疗糖尿病，原则上常宜滋补，慎用攻伐及寒凉药物，根据病程长短，因人施治，实行个体化治疗，从而达到防治糖尿病及其并发症的目的。

除药物治疗外，目前糖尿病预防有两大基石：饮食＋体育锻炼。

饮食可根据个人的体重和活动量，合理安排每天的饮食，多吃五谷杂粮、含纤维素以及含 B 族维生素的食物，比如苹果、梨、杨梅、猕猴桃、豆腐、紫菜等。特别需要注意的是，糖尿病患者禁食胆固醇较高食物、糖制甜食以及忌抽烟、喝酒。对于健康状况正常的人来说，对饮食的控制不必像糖尿病人那样严格，不过还是得养成健康的饮食习惯，合理科学地摄取热量和糖分，不管怎么说，主动预防总比患病后被动治疗要轻松得多。

体育锻炼是治疗糖尿病必不可少的手段之一，不过必须以"持之以恒，量力而行"为原则。如果工作忙没时间，那么生活当中很多零碎的时间如果可以充分利用，也可以达到运动的目的。比如在办公室中，不要坐在椅子上就不起来，可以时不时多起来活动下，做点简单的伸展活动，多喝水多上厕所走动一下，这也是消耗热量锻炼的好办法；还有上下班路上能走路就别骑单车，能骑单车就别坐汽车，也是可以达到非常好的运动目的；又或者把车停在距离家或单位较远的地方，上班提前一站下车，晚餐后步行，多爬楼梯少坐电梯。

不过在运动中为了防止低血糖，不要在空腹时运动，运动时随身带些糖果，发生低血糖反应时即进食，而如果伴有心功能不全、冠状动脉供血不足，活动后心律紊乱加重者要慎做运动，最好在运动前咨询专业医务人员，制定科学合理的运动计划。

第三章　肠胃好才能身体好

由于我们的民警长年累月地加班加点，昼夜颠倒，吃住无规律，正常人的生物钟被打乱，再加上平时休息与保养措施跟不上去，导致内分泌失调，身体免疫功能下降，普遍患有与职业相关的疾病。从某市公安机关对所属的近 3000 名民警健康状况（依据体检资料）进行分析的情况看，68.29% 的民警患有严重的肠胃病。

"肾为先天之本，脾胃为后天之本。"胃肠所属的经络同为阳明，但胃所属经脉为足阳明经，而大肠所属经脉为手阳明经，而"手足阳明一气贯通"，即气血运行是相通的。《黄帝内经》曰："胃者，水谷之海，六府之大源也。五味入口，藏于胃，以养五藏气。"也就是说，我们只有有了健康的胃，才使其他藏府（脏腑）得以运作不息。

我们把在人体中扮演着重要角色的胃比喻成土壤。土壤得天地之精气、得雨水之浸润而得以滋养万物，而胃之于人就好似土壤于万物。《黄帝内经·灵枢》明确提到"有胃气则生，无胃气则死"，说明胃的健康与否直接关系到人的生命活动能否正常进行，关系到人的生死存亡。

所以，民警要想有健康的体魄，就要有一个健康的胃。

19. 胃病常见警报有哪些?

问: 民警工作的特殊性,使得许多人的胃或多或少都有点毛病。请问王医师,什么样的症状,是"胃"在发出警报?

答: 生活中很多人对胃发出的警报不是很了解,其实"胃"发出的警报有很多种,但往往被人们所忽视。如果你有以下症状的话,那就要注意了,因为这些都是胃在发出警报。

中医辨证将胃病详分其阴阳、表里、寒热、虚实各证型。主要有:肝胃气滞型、脾胃气虚型、脾胃虚寒型、胃阴不足型、瘀阻胃络型、肝胃郁热型、寒热错杂型、饮食停滞型等。而不同证型所发出的警报也不尽相同。

疼痛。这是胃病最常见的症状之一。导致胃痛的原因有很多,表现形式也很复杂。病因包括受寒、气滞、血瘀等,表现形式有隐痛、刺痛、绞痛。

气胀。这也是胃病最常见的症状之一。如果脾胃运化失职,或者因寒受阻,或者其他因素,都会导致胃内的气体不能及时、正常排出,从而导致气胀。

食胀。由于各种各样的因素,胃不能正常消化食物,或者肠胃蠕动过慢,都会导致食胀。

舌淡无味。中医理论认为,脾开窍于口,如果脾受困,或其他原因导致脾虚,都会引起患者口不知味,无食欲。

口苦。这是肝胆受热产生的典型症状,是胆气上泛的表现。西医检查归类为胆汁反流性胃炎。

面色。胃病患者病史过长,面色容易萎黄、黯淡无光。

舌苔颜色。正常的舌头,舌体柔软,活动自如,颜色淡红光泽,有润泽,舌苔薄白。胃病初期,舌苔黄,口有异味,此为实证。时间久后,舌苔转白,便秘者舌质肥厚,疼痛者舌质有瘀斑。

恶心呕吐。饮食失常、寒温不适引起的胃病,容易造成患者恶心呕吐。

打嗝嗳气。跟情绪有关，或者因吵架、压力过大等导致的胃病患者容易有此症状。

胸闷。以气不顺、滞留胸腔为特征，脾气暴躁者、情绪不佳者易得。

噎膈。脾胃阴虚或者寒湿困脾者易得。

反酸烧心。这是胃病患者最常见的症状之一。有胃酸、泛酸、反酸、吐酸之分。胃热者有烧心感。

乏力、四肢无力。久病体虚，常感觉乏力，不思动，四肢出现无力感。

大便。阴虚、实热导致大便干结，如大便稀，则脾运化失常。

胃病患者出现症状时，不能大意和拖延，也不能自己乱吃药，应及时找医生接受检查和治疗。

20. 胃食管反流病和咳嗽有关吗?

问：我自去年年底以来咳嗽一直不好，以前每逢咳嗽吃点止咳药也就好了，但这次却不同，止咳糖浆吃了好几瓶，就是没有改善，医生也说不出个所以然来。请问王医师，我有胃食管反流病，有时上腹部有烧心感，这和咳嗽有没有关系?

答：你可能是胃食管反流引起的咳嗽。因为你除了咳嗽以外还有胃食管反流病史，上腹部常有烧灼感，建议你治疗中要先止胃酸，再止咳化痰。

胃食管反流性呼吸道疾病病位在食管和气道，而食管属胃所主，气道属肺所主，肺胃有经络相连．脾肺又同为太阴经、经气相通。故该病与脾胃、肝、肺等脏腑均密切相关，但尤以气机升降失调为其病机的中心环节。

胃食管反流性咳嗽是因胃酸和其他胃内容物反流进入食管，刺激食管黏膜，引起神经反应异常，造成支气管痉挛，从而产生咳嗽。这种咳嗽起因在胃，是先有胃肠疾患，后生咳嗽，单单止咳化痰收效甚微，必须用止酸的中药如浙贝、海螵蛸等控制胃酸，再止咳化痰才有效。

胃食道反流一年四季皆可发病，春天相对多发，尤其是过年期间饮食不注意，导致胃酸增多，从而引发咳嗽。

平时就要注意饮食。少吃多餐，避免进食会使胃酸增多的食物，如汤圆、粽子、年糕等糯米制品，油炸的食物也要少吃。胃酸过多会反复刺激胃壁细胞，导致胃炎、胃溃疡的产生。平时注意科学饮食，防止胃酸分泌过多，不仅可以治愈咳嗽，也有利于胃的保健。

21.胃病也会传染吗？

问：我是一名基层民警，患有胃病，可是不知何时，我孩子的肠胃也不好了，吃得很少，后来到医院检查，结果他也得了胃病，并查出有幽门螺杆菌，有人说是我传染给孩子的。请问王医师，胃病也会传染吗？该怎么治疗？

答：胃病与幽门螺杆菌的关系很密切，而幽门螺杆菌的感染率很高，它的传播途径一般是口口传播，而且幽门螺杆菌不仅仅藏在胃里，舌头、牙齿上都会有，它会粘在筷子上面，每一碟菜就像"洗菌水"一样，吃饭的时候就传播给其他人了。

感染了幽门螺杆菌，一般都使用西药联合用药杀菌，但有时单纯用一种方法治疗效果并不理想。幽门螺杆菌难杀，是因为这个菌很顽固，大部分躲在胃窦和胃小凹处黏膜的褶皱里面，隐藏很深，注射用药无效，口服药又因胃酸环境等大大降低药效，长期用药还有可能产生抗药性。而使用中药调理可提高人体自身的抗病能力，然后再用西药杀菌，能起到事半功倍的效果。也就是中医所说的"正气存内，邪不可干"。

需要提醒的是，中医治疗胃病有其优势，但很多病人连着几个疗程吃西药，大量的抗菌药进入体内，对本身胃就不好的患者来说，无疑是帮倒忙。中药治疗胃病副作用则小得多，治病的同时还可以养胃。有个病人被检查出患有萎缩性胃炎伴糜烂，幽门螺杆菌阳性，西药连续吃了三个月，胃还是时不时隐隐作痛，肚子胀得厉害，没有胃口，大便好几天一次，口苦口干睡不好，人消瘦了好几斤。朋友介绍到我这里，给予半夏泻心汤加减治疗，上述症状得到明显改善，一个月后体重恢复。

所以建议你带孩子及时到医院治疗。

22. 急性胃炎怎么办?

问: 前段时间我们队里忙着侦办一起大案,近日终于成功告破,特别高兴。回家后妻子给我做了一桌好吃的,我吃得特别多,可吃完饭后,突然感到上腹疼痛,还伴随有恶心、腹泻等,整个人都蔫了。王医师,这是不是胃出了问题?该怎么办呢?

答: 根据你的描述,很可能是患了急性胃炎,它是一种能破坏胃的最内层——胃黏膜的急性炎症疾病,可能由多种原因引起,发病时会感到上腹疼痛、食欲不佳、恶心呕吐,有时还会腹泻。严重时可能会伤及黏膜下的深层胃壁,引起吐血或便血。不过急性胃炎一般经短期治疗后能够痊愈,不会留有任何后遗症。但若治疗不彻底,或有暴饮暴食、浓茶、烟酒等不良习惯,急性胃炎可能会转变成慢性胃炎。

然而,生活中往往患有此病的患者都不觉得严重,意识不到急性胃炎的危害,认为肠胃病是小病,即使患病也置之不理,这是很严重的错误,而且甚至会造成你的终身痛苦,千万不要遭受到了伤害后才意识到严重性。

急性胃炎在中医属于呕吐、泄泻范围,大致将其分为湿热、寒湿、食滞三种类别。治疗中,病人的情况不同可选用不同的食疗方:比如湿热症可选用藕汁、薏米粥、车前子粥等;寒湿症可选用砂仁粳米粥、姜茶饮、玉米芯散等;食滞症则可选用陈茗粥、山楂糖水、橘饼水等。

那么,急性胃炎需要怎样预防呢?首先要有良好的卫生习惯,养成饭前便后洗手的习惯,尽量避免病菌侵害;其次要注意饮食卫生,避免进食腐坏变质的食物,隔夜的食物最好避免食用,或者一定要在加热后再食用;还要避免进食生冷刺激的食物和药物刺激。

最后我为大家介绍一下急性胃炎的几种自我按摩方法。

(1)用双手拇指指端同时按揉双侧足三里穴 3 ~ 5 分钟,以穴位局部出现酸胀感并向足外踝放射为佳。

（2）用拇指端按揉内关穴3分钟，同时配合深呼吸，使局部产生酸胀感。本法尤适用于胃痛伴有恶心呕吐者。

（3）用拇指或拳头抵住中脘穴，随呼吸逐渐用力下压，感觉到上腹胀闷时，在坚持按压2分钟后松手。

（4）摩腹法。患者仰卧，搓热双手后，以一手掌贴于胃脘部顺时针揉摩3～5分钟。

23.如何打好保"胃"战？

问：民警中胃病患者很多，我身边就有一个同事，平时身体挺好的，可后来到医院检查竟发现患有胃病。请问王医师，如何才能养好胃呢？

答：引起胃病的原因很多，包括遗传、环境、饮食、精神、药物、细菌感染等，吸烟、过度饮酒也可引起胃病。

《虞博医传》方："致病之由，多因纵恣口腹，喜好辛酸，恣饮热酒煎拨，复餐寒、凉、生、冷。"胃病主要还是吃出来的，辛辣、生冷的食物对胃刺激很大，有些人饮食也不规律、无节制，时常过饱或过饥；酒精对胃黏膜的刺激可导致胃充血或炎症，持续高浓度的酒精刺激，则可发展至胃出血或诱发胃溃疡等；咖啡会引起胃酸分泌增加，促使胃黏膜充血，有溃疡病的人饮用含有咖啡因的饮料会使症状加重，浓茶亦能刺激胃黏膜增加胃酸分泌，导致胃黏膜损伤。

50%以上的胃病和幽门螺杆菌有关，它穿过胃黏液层到达胃黏膜里并在其内迅速生长繁殖，已经被公认为引起慢性胃炎、消化性溃疡、胃癌和胃黏膜相关淋巴组织淋巴瘤等疾病的主要原因。

另外，精神长期焦虑紧张也会使胃肠功能紊乱，胃黏膜血管收缩，胃酸和胃蛋白酶分泌过多，导致胃炎和溃疡的发生。我曾经治疗过一个女病人，平时她总喜欢把话闷在肚子里，一次因家里盖新房和他人发生口角，抑郁了近一年时间，后来被查出患了胃癌。

大部分病人都缺乏胃肠病知识，对胃病不大重视，原来都是一些比较小的胃病，结果拖来拖去发展成慢性萎缩性胃炎、胃癌。

除中药对症治疗外，日常饮食调理也是一个重要方面，基本原则是宜慢、宜节、宜洁、宜细、宜清淡，可以多食用肉类、豆制品、谷类、蔬菜、水果、牛奶等。

最后，还需戒烟限酒，同时配合运动疗法，这样可收到较为显著的效果。像散步就是一种很好的运动疗法。散步时，机体的整个内脏器官都处于微微的颤动状态，加之配合有节奏的呼吸，可使腹部肌肉有节奏地前后收缩，横膈肌上下运动，这对胃肠来说，可以起到一种有益的按摩作用，可以刺激消化液的分泌、促进胃肠的蠕动，从而收到提高胃肠消化功能的效果。

24. 萎缩性胃炎怎么办？

问： 我是一个52岁的基层民警，前不久在医院里做了胃镜检查，发现患有萎缩性胃炎。听说萎缩性胃炎十分难治，还有人说萎缩性胃炎是胃癌的前奏。王医师，患萎缩性胃炎的后果有这么严重吗？该怎么治疗呢？

答： 萎缩性胃炎是慢性胃炎中的一种，常由慢性浅表性胃炎发展而来，与胃癌的发生关系比较密切。如果患有萎缩性胃炎也不必过分担忧，虽然该病与胃癌有关系，但不是说得了萎缩性胃炎就一定会得癌症。

胃癌不是一朝一夕发生的，是几年十几年的长期演变、渐进的过程，萎缩性胃炎发生异型增生等才是胃癌的癌前病变。萎缩性胃炎可以损伤到胃黏膜的深层，破坏深处的腺体，造成腺体萎缩、数量减少、功能降低，此时胃壁会自动启动修复机制，逐渐产生新的胃黏膜和腺体。不过有些新生的黏膜不再像胃黏膜，反而更像小肠黏膜，这种有缺陷的修复在医学上称为"肠上皮化生"，而"肠上皮化生"也为少数萎缩性胃炎转变成癌症提供了条件。

萎缩性胃炎一般可分为A型和B型。A型称为胃体萎缩性胃炎，它主要损伤的是胃体黏膜，而胃窦黏膜往往正常；B型称为胃窦萎缩性胃炎，主要损伤胃窦黏膜，而胃体黏膜往往正常。这两种胃炎与胃癌发病有关的仅仅是B型。前面所说的肠上皮化生，这种新生黏膜具有小肠黏膜的吸收功能，从而使在正常情况下没有吸收功能的胃黏膜变成具有吸收功能的异常胃黏膜，这种异常胃黏膜尤其具有吸收脂肪的功能。由于很多致癌物质是脂溶性的（即可以溶于脂肪之中），就会跟随脂肪物质一起被吸收，进入胃黏膜内。但这种异常胃黏膜又不能像正常小肠那样，把吸收的物质迅速运走，而是长时间停留在胃内，长此以往，这些含有致癌物的物质就有可能使局部的胃黏膜发生癌变。当然，也不是有了肠上皮化生就会得癌，如果新生的胃黏膜和原来的胃黏膜长得像的话（形态和功能相似），则不会有什么大碍。

食欲减退、恶心、嗳气、上腹部饱胀或钝痛，有时可发生上消化道出血、消瘦、贫血、舌炎等，这些都是萎缩性胃炎的常见症状。由于其发病率高，且临床上常反复发作，不易治愈，又与胃癌的发生关系密切，因此我们一定要重视萎缩性胃炎。

中医治萎缩性胃炎有一定的优势，因为很多中药材都具有抗突变、抗氧化和抗肿瘤作用，不但可以诱导胃肿瘤细胞向正常分化，还有提高机体免疫功能、改善胃黏膜血液供应和增强胃黏膜细胞保护的作用。而且，中药还能减少胃黏膜恶变的机会，有可能促进其转化为正常的胃黏膜。

我治疗慢性萎缩性胃炎、胃溃疡和胆结石的中药方子，如"胃疾康""胃炎四奇汤""溃疡健愈汤""消炎溶石汤"等，都是我自己花了相当长的时间和精力才研究出来的。中药方都是因人而异，一人一方的，不同的人要用不同的方子，而且药材一定要选好，效果才好。

所以，慢性萎缩性胃炎患者真的不要太紧张，及时采取中西医结合的规范治疗，大多能够慢慢好转。

25. 幽门螺杆菌（HP）是怎么回事?

问：繁忙工作中，很多民警往往会忽视胃痛问题。我们局里有一个患胃病的民警到医院做完检查后，报告单有一项HP检查结果，医生告诉他HP超标了，说必须得根除这个HP。王医师，HP是什么？为啥医生一定要强调根除它呢？

答： HP 是幽门螺杆菌的简称，是一种单极、多鞭毛、末端钝圆、螺旋形弯曲的细菌，在胃黏膜上皮细胞表面常呈典型的螺旋状或弧形。幽门螺杆菌是多种胃病的致病菌，它还会导致胃炎患者久治不愈，甚至与上消化道疾病有密切的联系。一般感染后先引起急性胃炎，未治疗或未彻底治疗，而发展为慢性胃炎。久不治愈，严重者可能发展成恶性肿瘤。

幽门螺杆菌感染是慢性胃炎、消化性溃疡的主要致病因素，而且与胃癌的发病密切相关，世界卫生组织国际癌症研究机构已将该菌列为 i 类致癌因子。本病属于中医"胃脘痛""嘈杂"等范畴，常见于肝胃不和、脾胃虚寒、脾胃湿热、气滞血瘀等证。

感染 HP 后大多数患者表现隐匿，无细菌感染的全身症状，也常无胃炎的急性期症状，临床上患者往往以慢性胃炎、消化性溃疡等表现就诊。幽门螺杆菌感染常见的症状为胃部不适、恶心、反酸、胀气、胃痛，等等，但是这些症状又不是特异性的，也就是说即使有感染也不一定会出现这些症状，出现了这些症状也不能说明有幽门螺杆菌的感染。如需确诊则需通过正规的检查。

经常胃痛是不是与幽门螺杆菌有关，主要是看是不是由细菌引起的消化性溃疡或者某些胃炎，如果是由细菌引起的这些疾病，那通过根除细菌，病情就会有好转。如果是慢性胃炎，就很可能与幽门螺杆菌感染有关。要清除幽门螺杆菌可以通过常规治疗加上一两种针对体内菌株的抗生素治疗。但也要考虑患者本身的一些情况，如果患者自身感染的菌株本身就有耐药性，可能要联合多种抗生素，治疗起来就比较麻烦。另外要是自身并没有症状，又没有胃癌的高发风险，不一定要根治幽门螺杆菌。因为幽门螺杆菌感染者是否发病和自身有很大关系，而且幽门螺杆菌在体内还能发挥一定积极作用，比如调节人体的免疫机制，使得免疫机制不至于过于敏感，可以减少哮喘和其他过敏性疾病的发病率。

幽门螺杆菌治疗可采用中西医结合的方法对其进行清除。感染者除了少吃辛辣不要饮酒之外，日常饮食应该注意营养，食物要易于消化吸收，进食时要细嚼慢咽。

26. 总是拉肚子怎么办?

问: 拉肚子一般每个人都有过,可最近我经常腹泻,每天起床后第一件事情就是上厕所,拉得很稀,这样的情况有好几个月了。请问王医师,经常腹泻后果严重吗?生活中该如何预防呢?

答: 腹泻是一种常见症状,俗称"拉肚子",常伴有排便急迫感、肛门不适、失禁等症状。中医将腹泻称为"泄泻",泄为泄漏,大便溏薄;泻为大便急迫,粪水直下。又将急性腹泻称为暴泻,慢性腹泻称为久泻。"腹泻"多因感受外邪,如湿热、暑湿、寒湿之邪;情志所伤,忧思郁怒导致肝失疏泄、横逆犯脾,饮食不节等所致。故日常生活中大家一定要引起重视,做好预防保健。

长期腹泻有可能是慢性非特异性溃疡性结肠炎,还有可能是肠结核,这种疾病常与肠外结核并存,多表现为腹部隐痛钝痛,多发生在右下腹,也可发生在脐周或遍及全腹。由于病变直接影响到肠的消化与吸收功能,常有消瘦、全身虚弱等现象。长此下去就会引发肠梗阻、肠穿孔、出血。

腹泻还会引起一些维生素的缺乏,降低人体抵抗力,使人体对传染病及各种感染的抗病能力减弱,炎症容易扩散。长期的腹泻会造成如痔疮、肛瘘、肛裂等一系列疾病。

人们对腹泻一直都不是多么重视,总是拖延病情,有的就只是随便吃点药,腹泻很有可能是其他疾病引起的病症,最好及时就诊治疗,以免引发不良后果。拉肚子吃什么好?哪些食物能够快速治愈拉肚子呢?其实最好的方法是避免诱发因素,让自己远离腹泻,即避免吃不干净的食物;注意生活卫生,防治感染细菌;少吃路边小吃;注意保暖,避免受惊受凉;注意饮食习惯,忌暴饮暴食。

拉肚子除了药物治疗外,饮食非常重要。拉肚子的人胃肠道是比较脆弱的,应该吃一些比较容易消化的食物,不要吃过油、过冷、过辣的食物,饮食应以清淡为主。

可以吃些水果辅助治疗,但不是所有的水果都可以吃。宜吃苹果、石榴等，不宜吃梨、西瓜、香蕉等。取苹果 1 只，连皮带核切成小块，放在水中煮 3 ～ 5 分钟，待温后食用，每日 2 ～ 3 次，每次 30 克左右即可。需要注意的是，在食用煮熟的苹果时，不宜加蔗糖调味，因为蔗糖可能会加重腹泻。

另外，拉肚子还可以喝粥、吃面食。喝点加盐的白粥（建议不要放肉），因为肉粥会加剧肠胃负担。腹痛排便后，疼痛虽缓解，但此时肠胃因炎症而出现不同程度的水肿，如果吃肉菜，会加重病情，因此腹泻后两至三天内，饮食应以清淡为主，不妨喝点白粥，加少许盐。吃面食时面食不要过于油腻，否则也会加重肠胃负担。

27. 急性腹膜炎应注意什么？

问： 公安民警中，很多人经常风餐露宿，所以有时感冒、咳嗽难免。有一次咳嗽，同时腹部也隐隐作痛，去医院检查才得知患了急性腹膜炎，后经治疗已逐渐好转。请问王医师，身体挺好的我怎么会突然患上急性腹膜炎呢？应该注意什么？

答： 急性腹膜炎有一个特点比较明显，就是腹痛，这跟急性阑尾炎很相似，因此生活中也常常有人把这两种疾病混淆起来。急性腹膜炎多由细菌感染、化学刺激或物理损伤所引起，大多数为继发性腹膜炎，源于腹腔的脏器感染、坏死穿孔、外伤等，严重时可致血压下降和全身中毒性反应，如未能及时治疗可死于中毒性休克。

急性腹膜炎与急性阑尾炎的腹痛症状最大的区别在于前者是中腹部腹痛，而后者是右下腹部腹痛。那为什么人们会把两种疾病混淆呢？主要是因为急性阑尾炎病人一开始腹痛往往起始于上腹胃部或脐周围，经过几小时或更长时间后，疼痛才转移到右下腹的阑尾所在部位，然后疼痛转为持续性。急性腹膜炎按发病过程分原发性腹膜炎和继发性腹膜炎，临床上以急性化脓性腹膜炎最多见。

一般而言，凡急性腹膜炎的诊断已经明确，而又已查明或已推测到原发病灶之所在，若患者情况许可应尽早施行手术，如缝合胃肠之穿孔，切除阑尾、胆囊等病灶，清理或引流腹腔脓性渗出物等。

急性腹膜炎患者在无休克时，病人应取半卧位，经常活动两下肢，改换受压部位，以防发生静脉血栓和形成褥疮。对胃肠道穿孔病人必须绝对禁食，以减少胃肠道内容物继续漏出，同时必须通过输液以纠正水电解质和酸碱失调。

另外减轻胃肠道膨胀，改善胃肠壁血运，也是对腹膜炎病人不可缺少的治疗。急性腹膜炎需要大量的热量与营养以补其需要。对于诊断已经明确、治疗方法已经确定的病人，有时为减轻病人痛苦适当地应用镇静止痛剂也是必要的。

急性腹膜炎日常护理应注意什么呢？注意保暖，做治疗或护理时只暴露必要部位，在病情许可情况下，病人可做深呼吸每日 2 次，每次 5 ～ 10 分钟；每日晚间护理时，给病人拍背助咳，或作雾化吸入，使排痰通畅、肺部气体交换良好。

在饮食方面，急性腹膜炎患者进食要有规律，应少量多餐，避免吃生冷、刺激性食物，可以食用一些高蛋白、富含维生素以及清淡易消化的食物；日常生活中要避免重体力劳动，保持心情舒畅，腹部不适时尽快复诊。

28. 精神紧张胃出毛病怎么办？

问：我平时吃饭都挺好，可不知何时开始，一旦精神紧张或有情绪时吃饭，就有胃痛的感觉。请问王医师，我是不是患了胃神经官能症，该怎么办呢？

答：胃神经官能症发生的主要诱因是精神因素，如有过度劳累、情绪紧张、家庭纠纷、生活和工作上的困难等，若长期得不到合理解决，均可干扰高级神经的正常活动，影响植物神经功能，进而引起胃肠道功能障碍。此外，胃肠道器质性疾病痊愈后，少数可后遗胃肠道功能紊乱。警察工作的特殊性，往往造成民警特别是年轻民警容易得胃神经官能症。

人在愤怒和紧张时，胃液分泌量大为增加，过量胃液中的胃酸破坏了胃黏膜屏障，直至黏膜引起损伤性病变。而人在恐惧或忧郁、思考时，能减少胃血流量，从而明显地抑制胃酸分泌，同时引起胃运动减弱，这样长期停留在胃内的食糜和胃液的混合液会对胃黏膜造成损伤。

我们的高级神经相当于领导者和指挥者，我们的胃相当于下属和被领导者。胃神经官能症就是这个领导者的指挥发生了失误（高级神经功能紊乱），那他的下属就会随之出错（胃肠功能出现障碍），而错误的出现并不是由于下属无能（胃肠本身没有器质性病变）。

胃神经官能症主要分为神经性呕吐、神经性嗳气、神经性厌食等。

胃肠道功能紊乱治疗重点不在药物，而在于平常的调理。只有通过精神调适和改变行为等方式，才能从根本上调整胃肠道功能紊乱。传统治疗以饮食疗法、营养支持疗法、镇静安眠、解痉止痛综合治疗为主。

要预防胃神经官能症，首先要重视心理卫生，解除心理障碍，调整脏器功能；其次注意饮食卫生，吃饭时要细嚼慢咽，使食物在口腔内得到充分的磨切，并与唾液混合，减轻胃的负担，这样食物更易于消化，尽量少吃刺激性食品，更不能饮酒和吸烟；三是适当参加体育锻炼，参与娱乐活动，学会幽默可以减少心理上的挫折感，求得内心的安宁，增加愉快生活的体验；四是生活起居应有规律，少熬夜，不过分消耗体力、精力，主动适应社会及周围环境，注意季节气候变化及人际关系等因素对机体的不良影响，避免胃肠道功能紊乱的发生或发展。

29. 常颠簸造成胃下垂怎么办?

问: 我是一名基层派出所民警，由于工作原因，以前得过胃病，最近总是感觉吃的东西在胃里没有下去，后到医院检查说是胃下垂。请问王医师，胃下垂该怎么治疗和调理？

答: 胃下垂是指人在站立时，胃的位置偏低，胃的下缘垂坠于盆腔，胃小弯弧线的最低点降至髂嵴连线（约在肚脐水平线上）以下。胃下垂不会平白无故发生，引起胃下垂的原因可能是单一的，也可能是多方面原因共同作用的结果。中医认为胃下垂多因中气下陷与脾阳虚衰引起。

通常来说，引起胃下垂的原因有先天因素、后天因素以及生活不规律等。民警由于其工作的特殊性，生活不规律以及后天的一些疾病都可能造成胃下垂。胃下垂病人多发生腹部不适、饱胀重坠感，每回饭后、站立或劳累后症状加重，伴有食欲不振、嗳气、恶心、消化不良、便秘等现象。胃下垂严重时，可同时伴有肝、肾、结肠等内脏下垂的现象。

治疗胃下垂，我们用中药主要是通过养脾胃达到治疗的目的。根据胃下垂患者的不同情况，中药治疗的药方有所不同。依据胃下垂病机，通过加强排空、将胃升提、排气酸收、增强平滑肌兴奋、升降相依，五法合用。胃体自然回升。一般来说，副作用少见，效果显著，能够从根本上把胃下垂治疗好，但是需要治疗的时间较长。常见的治疗胃下垂的中药有升阳益胃汤、健脾升胃汤等。

胃下垂日常要注意哪些呢？首先要特别注意日常的生活养护，切勿暴饮暴食，宜少吃多餐。戒烟酒，禁肥甘、辛辣刺激之品，宜吃易消化、营养丰富的食品。不宜参加重体力劳动和剧烈活动，特别是进食后。饭后散步，有助本病的康复。保持乐观情绪，勿暴怒，勿郁闷。要耐心坚持治疗、食物调理和康复锻炼，要有战胜疾病的信心。

有些民警为了外出公务赶路程，出车时总是随便吃一点，到达终点才饱餐一顿，这样做很不好。有关资料表明，这种情况多半是不注意饮食、饥饱所导致胃下垂的。另外在高低不平的泥土路面上行车，民警的全身抖动程度比平坦路面高 10 倍以上，这时如果高速行驶，久而久之腹腔肌肉松弛，就会引起胃下垂。对于那些"出差警察"经常开车坐车，最好早晚坚持做 3～5 分钟腹部运动，以增强腹部肌肉的收缩功能，有利于防止胃下垂。

30. 查不出毛病为何总是腹泻腹痛?

问：我是派出所内勤，腹痛腹泻的毛病有好几年了，多的时候一天要拉十几次，非常痛苦。我做过肠镜、胃镜，就是查不出什么毛病，西医讲我是肠易激综合征，吃了抗生素反而拉得更厉害了。我很纳闷，自己平时很注意饮食卫生，油腻的东西也不敢吃，为何总是腹泻腹痛？

答：人们通常认为过敏就是皮肤痒、红、肿，有皮疹、咳嗽、打喷嚏等症状，其实出现腹泻、腹痛也是过敏的表现之一。

过敏性腹泻是消化系统最常见的疾病之一，属于胃肠功能障碍性疾病，没有炎症表现和器质性病变，其发病与精神、心理、饮食、环境等因素都有一定关系。

最常见的是对食物的过敏。一些人空腹喝牛奶，喝下去之后马上就要拉肚子，这是对异性蛋白质过敏；还有些人一吃某种水果就腹痛腹泻，一开始以为是水果不干净引起的，后来自己在家洗干净了吃也还是出现同样的状况。原来腹痛腹泻是肠道对水果的过敏反应。

除了某些食物引起的过敏，如今很多中青年人因精神紧张、工作压力大、忧郁多疑等情志因素也会导致过敏性腹泻，还有些人是体质不好，内部系统失调导致肠胃功能不好而腹泻。

在治疗中我们强调整体平衡，不会说有肠胃病就单纯治肠胃。而且需要辨证施治，个体化治疗，每一个人情况不同，治疗起来也就各有不同。比如情志引起的腹泻，情志与肝有关，忧郁多思、肝气郁结，就会木不疏土，影响肠胃功能，这种情况需要疏肝；经常生气的人，肝气太旺也容易犯胃病，需要平肝。如果是肝气郁结化火，就要清热平肝。

需要提醒的是，长期腹泻会造成营养不良，如果得不到及时医治还会变生其他疾病，如哮喘、过敏性鼻炎、贫血等，所以发现病情一定要及时治疗。平时要注意调节情志，多运动增强体质，避免吃会引起过敏的食物，气候变化剧烈时要注意保健，这些对于康复都是很有帮助的。

第四章 "肝胆"相照 树立警队雄风

中医认为，五脏六腑互为表里。肝为五脏之一，胆为六腑之一，二者刚好为一对，在五行上都属木，互为表里。肝、胆是相互依存的，胆汁排泄不畅会影响肝之疏泄，胆病常波及于肝。

肝为将军之官，心为君主之官，肺为相傅之官，肾为作强之官，脾为仓廪之官。肝为将军之官，说明肝在人体就像将军保卫国家一样，具有抵御外邪、护卫机体的作用。胆对各脏器有监督、促进、执行作用，所以称为中正之官。民警要做好工作，必须保护好自己的肝胆。"肝胆"相照，树立警队之雄风。

31. 不吃早餐为何会患胆囊炎？

问：在快节奏的今天，有些民警由于经常赶时间，不吃早餐，这样长久以来，常常出现腹部疼痛，并伴有发烧，甚至有时是全身性的放射性疼痛。请问王医师，这些症状是阑尾炎还是胆囊炎？如果患上胆囊炎，需要在饮食和生活上注意些什么呢？

答：根据你的描述很难判断是阑尾炎还是胆囊炎，建议到医院确诊一下。胆囊炎患者多是出现右上腹疼痛，并伴有发烧，甚至是全身性的放射性疼痛，而阑尾炎患者多是右下腹疼痛。

常见的胆囊疾病，属中医学"胁痛"、"腹痛"、"黄疸"等范畴。慢性胆囊炎多为肝胆郁热、疏泄失常所致。当以清利肝胆、疏肝行气、调理气机为治。

我们中医辨证治疗一般分为以下几种：

（1）饮食停滞型：主要表现为胁肋疼痛、胃脘胀满，或恶心欲呕、大便不爽、苔厚腻、脉滑。当以理气消食、和胃导滞为治。

（2）肝气犯胃型：主要表现为胁肋疼痛，胃脘胀满，攻撑作痛，嗳气频繁，大便不畅，每因情志因素而疼痛发作，舌苔薄白，脉弦。当以疏肝理气为治。

（3）肝胃郁热型：主要表现胁肋疼痛、胃脘胀满灼痛，烦躁易怒、泛酸嘈杂、口干口苦、舌质红苔黄、脉弦或数。当以疏肝泄热，行气止痛为治。

（4）瘀血停滞型：患者症见胁肋疼痛、痛有定处而拒按、胃脘胀满疼痛、舌质紫暗、脉涩。当以活血化淤，理气止痛为治。

长期不吃早餐是导致胆囊炎疾病的一个重要原因。因为不吃早餐导致空腹时间过长，而空腹时胆汁分泌减少，胆汁中胆酸的含量随之减少，胆汁中的胆固醇就会处于饱和状态，使胆固醇在胆囊中沉积形成结晶，使胆固醇结石越结越大。胆囊是用来储存胆汁的，如果坚持吃早餐，可促进胆汁流出，胆囊定期排出胆汁，降低一夜所贮存胆汁的黏滞度，就不易形成胆囊炎，降低患胆石症的危险性。

除了长期不吃早餐外会引发胆囊炎外，经常暴饮暴食也易诱发胆囊炎。在短时间内吃的相对比较多，胃肠道消化不了。这时，胆汁就会配合消化，储存胆汁的胆囊也协助胆汁对食物进行消化，胆囊长期劳累工作就容易引发胆囊炎。如果患者吃油腻食物，则会刺激胆囊收缩，分泌大量的胆汁，胆囊就会发生强烈收缩，从而引起胆囊炎的急性发作。

很多人看到身边患胆囊炎的朋友家人饱受疾病折磨才意识到，胆囊炎的预防是多么重要，那么怎样预防胆囊炎呢？

首先有规律的进食（一日三餐）是预防的最好方法，配合参加适当的体力劳动和体育锻炼，对防止营养过剩也有一定的帮助。同时要讲究卫生，防止肠道蛔虫的感染，积极治疗肠蛔虫症和胆道蛔虫症。

胆囊炎患者在饮食规律方面，宜定时定量，少吃多餐，不宜过饱，忌食辛辣、酒等刺激性食物。要严格控制脂肪和含胆固醇食物，如肥肉、油炸食品、动物内脏等，因为胆囊结石形成与体内胆固醇过高和代谢障碍有一定关系，不可饮酒和进食辛辣食物。

此外，还应补充一些水果、果汁等，以弥补炎症造成的津液和维生素的损失。胆囊炎患者一般宜进低脂肪、低胆固醇饮食，肥肉、油炸食品，含油脂多的干果、子仁类食物及蛋黄，动物脑、肝、肾及鱼子等食品均宜严格控制。可以多吃一些保"胆"食物，如鱼类、豆腐、萝卜、玉米、燕麦、绿叶蔬菜等。需要注意的是，胆囊炎患者的饮食安排不仅适用于急性发作时，即使在静止期或恢复期也应如此，以防复发。

32. 酒精肝是怎么回事？

问：人们常说"喝酒伤肝"，但在很多场合缺了"酒"却又不行。请问王医师，喝酒会不会导致肝硬化？滴酒不沾的人是否就不会患上肝硬化了呢？

答：在传统的酒桌文化氛围下，很多人往往忽视酒精对肝脏的伤害。酒精在体内产生乙醛，肝脏可将乙醛氧化为醋酸排出。但如果长期大量饮酒，超出肝脏的解毒能力，首先倒霉的便是肝脏，脂肪肝是最早出现的征兆，只需豪饮几天便可以形成，长时间积累就会导致"纤维化"，变成酒精性肝病，最终发展成肝硬化。当然，肝硬化分多种类型，酒精性肝硬化只是最为常见的一种，所以并不能绝对地说滴酒不沾的人不会患肝硬化。

酒精肝的病机演变复杂，临床症状变化多端，证型重叠交错，因而在辨证时，须结合酒精肝患者的病程和嗜酒程度，谨守病机，审时度势，明辨虚实，根据疾病发展的不同阶段和证候特点，制定扶正、祛邪之法。

扶正有益肝气、养肝阴、补脾、益肾之不同，祛邪有解酒毒、祛湿热、化痰浊、理气、祛瘀之异。

一般来说，酒精肝的初期宜清化湿热、利胆退黄；中期宜行气活血、消癥化痰；后期宜扶正祛邪，攻补兼施，做到补虚不忘实，泄实不忘虚。由于本病是由酒之湿热二性，蕴积化毒，贼戕脏腑所致，故其治疗大法，当在辨证论治的基础上，配合解酒毒药物，以分清湿热。化解酒毒当首重脾胃，使其从肌股透发，或从小便排出体外。

由于嗜酒者发生肝硬化的概率远远高于非嗜酒人群，所以想要护肝最好是禁酒。那么生活中如何预防肝硬化呢？

首先就要戒烟忌酒，饮酒可使肝硬化患者病情加重，并容易引起出血，而长期吸烟不利于肝病的稳定和恢复，可加快肝硬化的进程，有促发肝癌的危险。建议喝酒上脸如酒后脸红、脸白、脸青的人最好尽快禁酒，尤其是脸白和脸青者。同时，进行有益的体育锻炼，如散步、做保健操、太极拳、气功等，活动量以不感觉到疲劳为度。

还有一点也是人们常忽视的就是情绪问题，肝脏与精神情志的关系非常密切，情绪不佳，精神抑郁，暴怒激动均可影响肝的机能，加速病变的发展。在饮食方面，以低脂肪、高蛋白、高维生素和易于消化饮食为宜，营养搭配要平衡，做到定时、定量、有节制，早期可多吃豆制品、水果、新鲜蔬菜，应忌辛辣刺激之品和坚硬生冷食物，不宜进食过热食物以防并发出血。

一些戒酒困难的朋友怎么办？我给大家介绍几种可以减少酒精对肝伤害的方法：千万不要空腹喝酒，饮酒时不要混合多种酒共饮，避免药酒（某些药物成分可能跟食物中一些成分发生矛盾，或者起化学变化），在喝酒时尽量多吃蔬菜和豆制品，小口慢喝，喝白酒时多喝开水，喝啤酒要多上厕所，喝酒后，可以喝点茶水解酒，这样有利于减轻肝脏的负担。一定不要选糖分高的饮料，因为糖会加快酒精的燃烧，对肝脏不好。

饮酒者需特别注意的一点是饮酒后切记不要洗澡。因为人饮酒后体内贮存的葡萄糖在洗澡时会被体力活动消耗掉，引起血糖含量减少，体温急剧下降，而酒精抑制了肝脏正常的活动，阻碍体内葡萄糖贮存的恢复，以致危及生命，引起死亡。

33. 为何胆结石会"重女轻男"？

问：近几年，我们局里每年为民警做体检，发现一个奇怪的现象，不少年龄偏大的女民警都患有不同程度的胆结石，而男性则很少。王医师，这是什么原因？听说胆结石患者常伴有非常疼痛的症状，想要消除胆结石，如果不进行手术可以吗？

答：胆结石是临床最常见的消化系统疾病之一，一般女性患病率高于男性。

结石主要是由于脏腑本虚，湿热浊邪乘虚而入，蕴郁积聚不散，或湿热煎熬日久而成。我们临床发现，胆结石的形成与肝气的运行和脾胃消化食物有关。如果一个人饮食不规律或者喜欢暴饮暴食，就会损伤脾胃、导致肝功能失常，出现食欲不振、肠鸣、腹胀、腹泻等消化不良症状，四肢浮肿，痰多且稀白，胸闷，恶心，喘咳，使得胆汁在胆囊中长时间潴留，久而久之凝结成胆结石。

此外，如果一个人在日常饮食方面太过偏好肥甘厚味，或者饮酒过度，或者过食辛辣，也会造成肠胃湿热，这种湿热会像蒸笼一样长时间熏蒸肝胆部，使得肝胆运行失常，胆汁水分蒸发而过度浓稠，石化而成胆结石。

中医中药治疗胆结石有着丰富的经验，主要应用中药和针刺来治疗胆结石。如果结石不大可以用中医治疗。

（1）中药治疗：中药治疗的原则是以"理气开郁、清热利湿、通里攻下"为主。如枳壳、木香、元胡、栀子、虎杖、金钱草、大黄组成的排石汤，有调节胆道功能、刺激胆汁的分泌、控制感染、并排出结石的作用。适用于肝内外胆管结石症病人。

（2）针刺疗法：针刺具有解痉止痛、利胆、排石、止吐等作用，但是单纯用针刺治疗，疗效似显不足，一般需同时配合中药内服。体穴取阳陵泉、中脘、丘墟、太冲、胆俞等。每次留针半小时，每天2～3次。耳穴可取神门、交感、胆囊、胰、十二指肠等。应用口服排石汤和用针刺来刺激胆汁分泌和调整胆道的舒缩活动，在一部分病人中取得了排石的效果，但是中医中药对于较大结石，排出就较困难；胆囊中的结石由于胆囊管细小，效果也不理想。因此，胆管结石大于1.5cm或胆囊结石大于0.5cm，一般就不适合用中医中药来治疗。

为什么胆结石会"重女轻男"呢？这得从患病的病因说起。

许多女性尤其是中年女性，往往待在家里的时间多，运动和体力劳动少，时间久了其胆囊肌的收缩力必然下降，胆汁排空延迟，容易造成胆汁淤积，胆固醇结晶析出，为形成胆结石创造了条件。而女性身体中雌激素水平高，会影响肝内葡萄糖醛酸胆红素的形成，使非结合胆红素增高，而雌激素又影响胆囊排空，引起胆汁淤滞，促发结石形成，绝经后用雌激素者，胆结石发病率明显会增多。女性在妊娠期间胆道功能容易出现紊乱，造成平滑肌收缩乏力，使胆囊内胆汁潴留，加之妊娠期血中胆固醇相对增高，容易发生沉淀，形成胆结石的机会则大大增加。还有像平时喜好吃高脂肪、高糖类、高胆固醇的饮品或零食的人，直接后果就是身体发福，而肥胖是患胆结石的重要基础。

另外，现在很多年轻人不吃早餐或有餐后零食的习惯，这些习惯也很容易形成胆结石。肝硬化和遗传因素也是造成胆结石的原因之一。

预防胆结石应注意饮食调节，膳食要多样。此外，生冷、油腻、高蛋白、刺激性食物及烈酒等易助湿生热，使胆汁淤积，也应该少食。富含维生素A和维生素C的蔬菜和水果、鱼类及海产类食物则有助于清胆利湿、溶解结石，应该多吃。要规律生活，注意劳逸结合，常参加体育活动，按时吃早餐、避免发胖、女性减少妊娠次数等也是非常重要的预防措施。

34. 脂肪肝是肥胖引起的吗?

问: 我有一个同事,有点胖,每次在一起执勤没多久,他就觉得累,听说肥胖的人容易得脂肪肝。王医师,我们应该如何防范脂肪肝呢?胖人减肥了就不容易患脂肪肝了吗?

答: 脂肪肝已被公认为隐蔽性肝硬化的常见原因。按身体素质、饮食习惯等导致脂肪肝的发病原理不同,一般可分为肥胖、过食性脂肪肝,肝炎后脂肪肝,酒精性脂肪肝,营养缺乏性脂肪肝,药物性脂肪肝,糖尿病性脂肪肝,妊娠性脂肪肝和不明原因的隐源性脂肪肝等。因此,人们常说的"脂肪肝是胖人的专利"是不科学的,减肥过度也会患脂肪肝。

胖人脂肪肝发病率高、病情也相对较重,这点大家都能理解。值得注意的是,减肥过快过猛,或者一段时间体重波动很大,也容易诱发脂肪肝。这主要是因为减肥实际上也是一个脂肪动员的过程,脂肪动员过快过猛,超过了机体的代谢能力,脂肪就会到处"跑",跑到肝脏、心脏等处,危害更大。

所以,对肥胖性脂肪肝患者而言,虽然减肥是一项行之有效的治疗手段,但必须有度,即要有一个合理的目标。除此之外,酗酒、用药不慎或滥用药物也会导致脂肪肝的发生。

脂肪肝患者的吃要有讲究,合理科学的饮食可以让人"多长骨头,少长脂肪"。不少人以为患脂肪肝了就代表不能吃脂肪食物,其实只要注意摄入脂肪的质和量,对防治脂肪肝也有益处的。脂肪是人体的三大产热营养素之一,是人体新陈代谢必不可少的物质。脂肪摄入过少,将严重影响着脂溶性维生素发挥其生理作用。脂肪可分为饱和脂肪酸与不饱和脂肪酸两种,前者摄入过多将产生脂代谢紊乱、动脉硬化、高血压等疾病,后者摄入过多则可诱发脂肪肝、胆石症等。因此,脂肪肝脂肪的摄入,应注意把握量的控制。

不饱和脂肪酸主要来源芝麻油、红花油、鱼油和葵花籽油,对于高胆固醇血症和脂肪肝均有防治作用,但不宜过多食用,以免机体摄入热量过多，导致肥胖。

糖是人体重要的热量来源，葡萄糖在肝脏内形成糖元，对肝细胞有保护作用。营养缺乏症及肝病的恢复期，适当补充糖类是非常有益的，如果患者饮食正常，就不要过多地补充糖类，不然则会加重肝脏的负担，也会导致消化不良，反而使糖多毁钙，影响了营养物质的吸收。

饮食调养预防脂肪肝，戒酒和戒烟是十分重要的，酒精本身就会引起肝损害，患病以后必须戒酒。烟草中含有尼古丁等多种毒性物质，对肺、肝脏均有明显的毒性，也应戒掉。

总之，预防脂肪肝，在平时生活中要合理膳食、适当运动（根据自身体质）、慎用药物。此外，不暴怒，少气恼，注意劳逸结合等也相当重要。

中医药治疗方面呢，脂肪肝属于积聚与瘀痰范畴。可有舌质暗，有紫点，有瘀斑，有腻苔，约占65%。该病发生机理以气滞血瘀为本，以肝胆湿热为标。以饮食不节、情绪不佳、肝失疏泄为诱因，以气滞于内、肝络阻塞、脾失健运、浊邪害清、气血痰瘀互结于胁下为基本病机。按照所述病机，脂肪肝可分为四型，其治法如下：

（1）气滞型——治法为疏肝解郁，行气和中。

（2）血瘀型——方法为疏肝养血，活血化瘀。

（3）湿热型——疗法为祛湿化浊，清热解毒。

（4）痰瘀型——方法为柔肝养血，化浊消瘀。

35. 小摊上吃出急性肝炎怎么办？

问：一次在派出所晚上加班后，因为没吃晚饭，就跟同事到路边的小摊上吃了些毛蚶，之后同事竟出现了身体发热、肝疼痛等症状，刚开始以为是吃得不干净引起的正常反应，可后来一检查发现是急性肝炎。请问王医师，急性肝炎是怎么引起的，该如何治疗和预防呢？

答：肝炎发作的季节各不相同，特别是阳春三月，天气多变、雨水增多，是甲型、戊型肝炎病毒引起的肠道传染病好发季节，尤其需警惕食用未煮熟的贝壳类水产品而感染急性肝炎。

　　毛蚶带有甲肝及其他病菌，食用后易引起消化道疾病，严重的甚至危及生命。据专家介绍，甲、戊型肝炎除通过水、生活接触传播外，主要通过食品传播。尤其通过食用半生的毛蚶等贝壳类水产品传播。一些不具备卫生条件的小餐馆，常常以半生的毛蚶等贝壳类水产品吸引人，加上进货的蔬菜可能来自施肥用的粪便未经过杀灭病菌处理的地方，可能含有病毒感染者的病毒，甲型肝炎和戊型肝炎易由此传播。此外，这些小餐馆的水源、餐具很容易被污染，也可引起散发感染，并常有暴发性感染发生。

　　早春季乃是甲、戊型肝炎的好发季节，预防措施应注意养成良好的个人卫生和饮食习惯，注意饮食卫生，管住口，千万不要食用半生的毛蚶等贝壳类水产品，不去不具备卫生条件的小餐馆就餐。

　　此外，日常生活中要注意个人的卫生习惯，不要用急性肝炎患者的公用物品，要防止急性肝炎通过血液和体液进行传播。

　　如果患上了急性肝炎除积极治疗外，平时的护理保健也很重要。首先必须规律用药和定期复查，平时要注意劳逸结合、适量锻炼，饮食一定要合理，应强调高蛋白、高碳水化合物、高维生素、低脂肪食品，即"三高一低"。

　　急性肝炎患者禁忌饮食过量，特别是过多食肉和糖类。过多的吃肉类和糖类，会使多余的蛋白质和糖类食物转化为脂肪而储藏，其中肝脏也是重要储藏点，天长日久，身体肥胖，很容易形成脂肪肝，使有病的肝脏负担加重。

第五章　呼吸顺畅　轻松工作

　　一线民警由于长期在室外执勤、巡逻，他们的工作环境使他们经常会吸入灰尘、汽车废气、雾霾等，易于患上呼吸系统疾病。

　　呼吸系统疾病在中医上称为肺系疾病，对这一疾病的中医治疗已有几千年的历史。《素问·五脏生成篇》说："诸气者，皆属于肺。"气的功能需要通过肺的宣发和肃降才能完成。

　　肺为娇脏，主气，司呼吸，通调一身气机，为五脏之华盖。肺叶清轻，处于上焦，临床所见外邪致病，如风袭、湿阻、火灼等导致肺气失宣、气机不畅，使肺系受病，即初病常先犯肺而咳。

　　也正是因为肺为娇脏，容不得一点点尘埃。而执勤民警面对持续雾霾、烟尘飞扬、尾气超标等恶劣的空气质量，能做的只有坚守。而我们能做的是为民警的健康指点迷津，如执勤时做好保暖、雾霾天气戴口罩、日常饮食中多吃清肺食品等。

36. 如何预防过敏性咳嗽?

问：去年清明节后，天气转暖，我开始咳嗽，没有痰、有点气喘，一开始以为是哮喘，检查后医生说是过敏性咳嗽，吃了点西药就好了。我担心到来年的春天复发，想咨询一下如何预防?

答：清明之后天气转暖，花粉柳絮增多，也是过敏性咳嗽的高发季节。一般来说，如果咳嗽连着两个星期以上不见好转，无痰且带有气急的基本上就可诊断为过敏性咳嗽。与普通咳嗽相比，过敏性咳嗽更加顽固，突发性强，并且两者在病理上有很大区别。

空气中飘散的各种致敏花粉或柳絮是引起过敏性咳嗽发作的危险因素。春天多风，花粉容易被风吹到各处，具有过敏体质的人接触或吸入了花粉，就容易诱发过敏性咳嗽，轻者打喷嚏或咳嗽，严重者呼吸困难甚至窒息。

仅仅吃西药治标不治本，因为易发过敏性咳嗽症状的人大多为过敏体质，临床上发现过敏性咳嗽患者普通呈现一种虚寒性质，另外存在上燥下寒和畏寒畏冷的情况。在受到外邪入侵后，身体处于自我保护，会产生较强的应激反应，这种条件下形成了过敏性咳嗽的症状。

再者，过敏性咳嗽多因卫气不固引起的，中医治疗不仅需要止咳，还需要扶正顾卫气，既治标又治本，效果还是很不错的。

有过敏性咳嗽病史的人春天尤其要注意自我防护，尽量减少外出次数，避免接触过敏源，鱼虾等容易引起过敏的食物要少吃。春季花粉粉尘较多，一旦有了症状就要及时治疗，一般调理半个月到一个月左右就可以了。也可以在好发季节来临之前服用一段时间中药预防，以后即使发作症状也会大大减轻。

37. 长期咳嗽如何预防?

问：每年的冬春季节，尤其是清晨起床前后，我总是要咳嗽，可白天却不怎么明显。夏秋季节，咳嗽症状有明显的减轻。后来查看了相关资料，发现很可能患上慢性支气管炎了。王医师，可以说说慢性支气管炎有哪些症状吗？有哪些治疗方法呢？

答：慢性支气管炎（简称慢支）是一种多因素所致的气管、支气管黏膜及其周围组织的慢性非特异性炎症，以慢性咳嗽、咳痰及可能伴有喘息和气促为临床特征，主要与大气污染、吸烟、感染、过敏及气候变化等有关。

慢支归属中医"咳嗽""喘证""痰饮"等范畴，早在《黄帝内经》中就有记载。咳喘之疾，其病在肺，而肺之虚实皆可导致咳喘。汉代张仲景在《金匮要略》中专篇论述指出"病痰饮者，当以温药和之"的治疗原则，并创制了苓桂术甘汤、肾气丸、苓甘五味姜辛汤等方剂。

如果阵阵咳嗽不止，感到有痰堵塞在喉部不易咳出，或者感到气短不能平卧，这里我就教大家一个简便的方法，可按压天突穴，天突穴常用来治疗支气管炎、支气管哮喘，它位于胸骨上窝中央。拇指垂直于胸部按压，以出现酸胀感为宜。每次按压要持续几秒钟，按压10～20次，可以起到镇咳平喘的作用。如果出现呼吸不畅、胸闷，可以用拍打按摩法，两手交替摩擦、胸部、拍打背部，由上至下，由外至内。揉搓或拍打用力不可过大。

每年的冬季，是慢性支气管炎发病高峰期，患者常感觉到气喘咳嗽，严重影响工作和生活。因此，冬季来临时一定要避免烟雾、粉尘和刺激性气体对呼吸道的影响，还必须戒烟、注意保暖、加强锻炼、预防感冒，同时要补充足够营养，多吃瘦肉、鱼类等，增强御寒能力。

38. 扁桃体炎怎么办？

问：我是一名交警，有时一天执勤下来，感觉劳累后，咽喉就会隐隐作痛，而且一旦碰到感冒、睡眠不佳或烟酒刺激也会咽痛发作，咽部感到不适及堵塞感。虽然知道这是扁桃体发炎，但我觉得只是小毛病，没什么危害，所以很少去医院治疗。王医师，扁桃体发炎到底有哪些危害，严重吗？

答：作为一种咽喉疾病，扁桃体炎就跟咽炎一样是一种较常见的疾病。扁桃体位于口腔后方，左右各一，张嘴常常可以看到，它们是人体重要的淋巴免疫器官，学名叫做腭扁桃体，在小时候起重要的免疫防御作用，相当于公安局，管一片平安的。慢性扁桃体炎相当于公安局被坏人占了，不但不能保护百姓，还会危害一方，所以需要引起高度重视。

扁桃体炎的病原体通过飞沫、直接接触等途径传入，平时隐藏在扁桃体小窝内，当人体因劳累、受凉或其他原因而致抵抗力减弱时，病原体迅速繁殖而引起扁桃体炎。

急性扁桃体炎迁延不愈可能表现为慢性扁桃体炎，身体抵抗力下降时会急性发作。而慢性扁桃体炎反复发作不仅严重影响工作和学习，还可诱发其他疾病如慢性肾炎、关节炎、风湿性心脏病等，或引起临近器官的感染，如中耳炎、鼻窦炎、喉、气管、支气管炎等，严重时可导致扁桃体周围脓肿（脓肿是由坏死组织和崩溃的白细胞积聚而成），脓肿破裂严重者会阻塞呼吸道而妨碍呼吸，感染也能扩散到颈部和胸部，从而引起死亡。

扁桃体炎属于中医学"乳蛾"的范畴，急性扁桃体炎相当于"风热乳蛾"，慢性扁桃体炎相当于"虚火乳蛾"。风热乳蛾多因气候骤变，寒热失调，肺卫不固，致风热邪毒乘虚从口鼻而入侵喉核，或因过量烟酒等，脾胃蕴热，或因外感风热失治，邪毒乘热内传肺胃，上灼喉核，发为本病；虚火乳蛾多因风热乳蛾或温病之后余毒未清，邪热耗伤肺阴，或因素体阴虚，加之劳倦过度，肾阴亏损，虚火上炎，熏蒸喉核，发为本病。

临床常见的证型有：

肺经风热型：证见发热畏寒，咽痛，咳嗽，苔白或黄，脉数。

肺胃蕴热型：证见高热畏寒，咽痛剧烈，吞咽困难，口渴引饮，口臭便秘，舌红，苔黄厚，脉洪数。

热毒内盛型：证见高热不退，咽痛有增无减，伴同侧耳痛，吞咽困难，苔黄舌质红，脉洪数。

虚火上炎型：证见咽干口燥，咽部似有物堵塞感，干咳，伴手足心热，或气短，腰酸，苔少，舌红，脉细数。

肾阴虚型：证见口燥咽干，入暮尤甚，且有灼热微痛，异物感，伴五心烦热，头晕，不易耐劳，喉核及四周发红，喉核上有黄白色脓栓挤出，舌红少苔，脉细数无力。

肺脾气虚型：证见咽干，刺痒，微咳，痰少而黏，咯吐不出，入寐头上汗多，喉核暗红连及周围，喉核上有白色点状短痕，或乳酪样脓栓挤出，舌质淡红少苔，脉细数。

中医对扁桃体炎的治疗手段和方法较多，可以运用益气健脾、和胃利咽、清热解毒的中药进行治疗，饮食上可以食用百合炖香蕉、枸杞、雪梨等进行调理。

需要提醒的是，患扁桃体急性炎症应彻底治愈，避免变成慢性炎症，而慢性扁桃体炎的患者应养成良好的生活习惯，保证充足的睡眠时间，随天气变化及时增减衣服，坚持锻炼身体，提高机体抵抗疾病的能力，同时要注意预防和治疗各类传染病。

39. 如何有效控制哮喘？

问：我是一名交警，患哮喘，有时在道路上执勤偶然会发病，不过吃了点药后就好了，继而就不再用药了。我基本上都是发作时用药，觉得好点了就停药，反反复复的，哮喘就是好不了。请问王医师，目前哮喘病是不是还无法治愈，如何预防哮喘发作呢？

答：大多数时间哮喘的患者并没有严重的症状，而是几个月才出现一次，在哮喘没有发作时，他和健康人没有区别，所以不少人往往忽视哮喘的危害性。哮喘患者若出现严重急性发作，救治不及时时可能致命。控制不佳的哮喘患者对日常工作及日常生活都会发生影响，可导致误工、误学，导致活动、运动受限，使生命质量下降，并带来经济上的负担及对家人的生活发生负面影响。哮喘反复发作可导致慢性阻塞性肺疾病、肺气肿、肺心病、心功能衰竭、呼吸衰竭等并发症。

目前许多患者对哮喘的认识存在误区，这些误区直接或间接地导致了哮喘治疗的过度或不足。常见的哮喘治疗误区主要有以下几种：

误区一：滥用抗生素

很多人误认为抗生素是万能的，一发病就用抗生素。哮喘发作是由多种因素诱发，其中细菌感染只是少部分，在感染因素中，病毒感染占大部分，对确有细菌感染的可以使用，但抗生素只能起到抗感染作用，不能消除支气管黏膜的变态反应性炎症，只是把表面症状控制下来，但病还是潜伏存在的，所以它不能解决哮喘的根本问题。

误区二：不发作不治疗

有很多患者存在这样的想法，治疗后，哮喘不发作了，就认为治好了，不再坚持治疗。其实，"肺为气之主，肾为气之根。"当哮喘病发作时，肺道不能主气，肾虚不能纳气，则气逆于上，而发于喘急。脾为生化之源，脾虚生痰，痰阻气道，故见喘咳，气短。因此，哮喘病是肾、肺、脾三虚之证。在缓解期支气管内仍有炎症存在，因此需积极治疗，按照医生叮嘱坚持巩固治疗一段时间。

误区三：体育锻炼会加重哮喘

哮喘患者应进行适当的体育锻炼,这样可以提高患者的肺功能。如游泳、快走、慢跑等，其中游泳是对于提高患者的肺功能最为有效的运动方式。

需要提醒的是：在服药期间，必须戒烟酒，远离花草、尘埃、皮毛等哮喘诱因，不要在室内饲养猫、犬等小动物，要多喝温水，饮食可以选择豆腐等大豆制品、富含蛋白质的食物以及新鲜蔬菜、水果（如萝卜、丝瓜、梨、柑橘、枇杷、香蕉等），但需要注意的是，忌食过甜、过咸食物和辛辣、油腻、煎炸等食物。

40. 路上执勤粉尘入肺怎么办？

问：交警由于长期吸入各种废气和粉尘，肺炎等疾病容易乘虚而入。王医师，引起肺炎的原因主要有哪些？会传染吗？怎样保护好肺呢？

答：肺炎属"风温""咳嗽""肺热病"等范畴，其病因常发生于劳倦过度，人体正气不足，表卫不固之时，机体不能防邪于外，感受风热之邪或风寒之邪，入里化热所致。肺气壅闭，失于宣达而咳嗽；肺不布津，聚而为痰，伤于寒邪则为白稀痰，伤于热邪或寒邪化热则见白黏痰或黄痰。

很多人对肺炎是否会传染存在疑问，其实多数肺炎是不传染的。像成人肺炎的细菌感染，以肺炎链球菌最常见，其他病原体包括厌氧菌、金黄色葡萄球菌等很多种，这些病原体可能通过人们之间的接触，或者通过人和物的接触传播，但哪怕感染了这些病原体，只要自身免疫力健全，也不会得肺炎。往往是机体抵抗力下降时，病原体才会乘虚而入，使人发病。

肺是我们身体内掌控呼吸的器官。当我们感染到肺炎的时候，肺起不到对我们呼吸的空气进行过滤的作用，就会导致我们的身体在呼吸的时候吸入很多的细菌，就会导致肺炎加重产生肺气肿或者是肺癌。

如何保护好我们的肺呢？首先平时注防寒保暖，遇有气候变化，随时加减衣服，防止受凉及上呼吸道感染，并对感冒等上呼吸道感染进行积极治疗。其次应避免吸入粉尘和一切有毒或刺激性气体以及去人多的公共场所或空气污染严重的环境。

另外，在进食时，注意力要集中，要求患者细嚼慢咽，避免边吃边说，防止食物呛吸入肺。肺炎患者如果咳出白痰，属肺寒，多吃一些温补肺气的食物；如果咳出黄痰，属肺热，多吃一些清肺热的食物。温补和清肺热的食物很多，最好通过食疗的方法，平常可以多吃一些梨，梨可以润肺止咳。

肺炎常常在季节交替的时期病发，因此会有许多人在这个时期不幸染上肺炎，所以在这个时期我们要加强对肺炎的预防，特别是在注意饮食方面，要更加重视才行。忌辛辣油腻食物，应以高营养、清淡、易消化为宜，不要吃大鱼、大肉、过于油腻之品（油腻之品大多性属温热，可以生内热，湿滞为痰，不利于肺气的早日康复）。适量地多饮水和进食水果，但不宜吃甘温的水果，如桃、杏、李子、橘子等，以免助热生痰。即使是一些寒性水果，也非多多益善。如果过量的吃一些寒凉性质的水果，可损伤到脾胃的阳气，有碍运化功能，不利于疾病的康复。除了饮食外，加强体育锻炼，增强自身免疫力更为重要，也是预防肺炎的根本途径。

41. 如何远离肺结核?

问：由于工作的特殊性，公安民警接触人群的范围相当广泛，这也给民警身体健康带来了一些不安定的因素，比如可能接触到肺结核患者。听说肺结核会传染，王医师，请问应该如何防止被传染或患上肺结核呢?

答：结核病是由结核分枝杆菌引起的慢性传染病，可侵及许多脏器，以肺部结核感染最为常见。肺结核属中医"肺痨""痨瘵"等范畴。

肺结核病是一种传染病，周围有人得了肺结核，人们难免会紧张，但并不是所有结核病人都具有传染性。现代研究证明，在结核病人中，只有显微镜检查发现痰液中有结核菌的肺结核病人才有传染性。这类病人，医学上称为排菌病人，他们是结核病的传染源。

当然，结核菌还必须通过一定的途径才能传染给别人，而呼吸道传播是结核菌传染的主要途径。健康人受到结核菌感染后，也不一定发生结核。结核的发病主要受到两种因素的影响，即感染结核病菌毒力的大小和身体抵抗力强弱，如果结核菌毒力强而身体抵抗力差则容易发生结核病。

肺结核对身体的破坏是不言而喻的，特别是对于青年人来说是比较容易发现的一种慢性传染病，任何季节都可以复发，那么生活中要怎么预防肺结核呢?

首先必须明白一点，没有治疗过的结核病人是最危险的传染源，而结核病患者一经接受药物治疗其传染性可迅速降低。因此，搜寻、发现和及时治疗新发生的结核病人，是预防结核病的头等重要工作。作为肺结核病人，可选择气功、保健功、太极拳等项目进行锻炼，能使机体的生理机能恢复正常，逐渐恢复健康，增强抗病能力。平时注意防寒保暖，节制房事。另外，除了要避免劳累、戒烟戒酒等自身的防护措施外，还应做到不随地吐痰，在咳嗽、打喷嚏时要用手帕或手捂住口鼻，所用食物、餐具要与家人的分开，不要和婴幼儿并头睡在一起，病人的被褥等物品应常在阳光下暴晒。而健康人培养良好的卫生习惯也是预防结核病的有效手段。

根据中医对肺结核的辨证施治，多认为该病属肺阴虚而虚热阴伤。其治疗应循滋阴降火，对于辛辣香燥之品，因其可助虚热炽盛，耗伤本已枯竭的肺之津液，理当禁用或慎用。故凡肺结核在短程化疗时，饮食可多选有滋阴退虚热的鸭、银耳、甘蔗、黑木耳、山药、豆浆、香蕉、梨、西瓜等品。对肺结核患者的饮食烹调也要注意方法，一般以蒸、煮、炖等为佳，而煎、炸、爆、烤、炒等法均不宜。

第六章　让风湿远离警察

曾有一位民警跟我说"他不喜欢冬天"，原因很简单，他患有风湿病，一到冬天就疼痛不已。其实警察特别是交警，很多人都不喜欢冬天，长期的路面执勤让许多民警都患上风湿病、腰肌劳损，一到冬天腰酸腿痛。

中医所讲的风湿，并不完全等同于现代医学的风湿及类风湿性关节炎，范畴更广。我们日常所说的"风湿"，在传统医学的诊断中被纳入"痹证"的诊断范畴。病因是由于个体正气不足，又感受风、寒、湿、热等外邪，注于经络，留于关节，使气血痹阻而为痹证。中医辨证将其分为行痹、痛痹、着痹、热痹。

42. 颈椎问题多该如何解决？

问：公安民警的工作紧张而又繁忙，辛苦而又劳累，再加上长期超负荷伏案工作、驾驶机动车，颈椎病发病率高于普通人群。某公安局窗口民警由于长期坐着上班，几乎全部都患有颈椎病。请问王医师，颈椎病如何预防？危害大吗？

答：颈椎病属中医痹症、骨痹、痿症范畴。对其发疾机制，中医多从整体考虑。根据中医脏腑理论和经络学说，认为与督脉、肾、肝的关系最为密切。督脉循行腰背正中，脊柱的内部，上至头面，具有调节全身诸阳经气的作用；肾主骨，肝主筋，筋骨相连，当督脉的气血循环障碍不断地加重就可能导致脊柱疾病的发生，从而出现脊柱疼痛。当肝肾不足时，筋骨将失去濡养而出现结构上的改变，如骨质增生及软组织损伤，也有因经常低头工作、枕头过高、外力所伤都可导致局部损伤，瘀血内滞而发生颈椎病。由于五脏六腑均在背部的足太阳膀胱经和督脉上有相应的俞穴，所以颈椎病也可以导致五脏六腑的症状。

颈椎病会有哪些危害呢？颈椎病可以引起头、颈、肩、背、手臂酸痛，脖子僵硬，活动受限。另外，有少数人会出现大、小便失控，性功能障碍，甚至四肢瘫痪。如果久病不愈，会引起心理伤害，产生失眠、烦躁、发怒、焦虑、忧郁等症状。

要是你在生活中反复"落枕"（早上起床时脖子转不过来）可得注意了，很可能已患上颈椎病。对于颈椎病我们必须重视预防。很多人锻炼时喜欢一圈又一圈地摇脖子，以为这样能治疗颈椎病，其实这是一种错误的锻炼方法，因为晃动有可能产生头晕、恶心、疼痛等症状。想锻炼颈部肌肉必须让颈部负重才可起到作用，而颈椎结构复杂，包括颈髓、椎动脉等部分，弄不好会使颈肩疼痛加重。

"坐如钟，站如松"，这句话是很有道理的。颈椎病与不正确的坐姿有一定关系，所以我们坐姿要正确，使颈部放松，保持最舒适自然的姿势。在办公室工作还应不时站起来走动，活动一下颈肩部，使颈肩部的肌肉得到松弛。还可以有目的地让头颈部向前后左右转动数次，转动时应轻柔、缓慢；伏案过久后应抬头向远方眺望半分钟左右，这样既可消除疲劳感，又利于颈椎的保健；睡觉时不可俯卧睡，枕头不宜过高、过硬或过低。

久坐办公室、久坐电脑前或是长期伏案的人群，有时间做做颈椎操，能够使得血液循环流畅、解除肌肉痉挛，有增强颈部韧性的效果。颈椎病较重的以及椎动脉型和脊髓型颈椎病患者不宜做颈椎操。颈椎病患者要做好颈部的保暖工作，因为风、寒、湿因素可以降低机体对疼痛的耐受力，可使肌肉痉挛、小血管收缩、淋巴回流减慢、软组织血液循环障碍，继之产生无菌性炎症，致颈椎病发作。

生活中大家还要加强颈背部肌肉的锻炼。比如做做哑铃操，可以锻炼上肢肩带、后群肌肉；通过咬牙切齿的动作锻炼颈部前群肌肉；快步走或游泳可以锻炼全身的肌肉，但要注意游泳时水温保持在 26℃以上以避免寒冷刺激。需要特别提醒一点，颈椎病急性发作期千万别乱推拿按摩。

43. 腰椎间盘突出怎么办？

问：我是一名民警，现得了腰椎间盘突出症，右大腿一直感觉麻木，我应该怎么办？王医师，听说这种疾病很难治疗，您有什么治疗的好办法吗？

答：腰椎间盘突出症是较为常见的疾患之一，主要是因为腰椎间盘各部分（髓核、纤维环及软骨板），尤其是髓核有不同程度的退行性改变后，在外力因素的作用下，椎间盘的纤维环破裂，髓核组织从破裂之处突出（或脱出）于后方或椎管内，导致相邻脊神经根遭受刺激或压迫，从而产生腰部疼痛，一侧下肢或双下肢麻木、疼痛等一系列临床症状。

腰椎间盘突出症属于中医腰痛范畴，称为腰痛、闪腰，其证多为虚实夹杂型。其主因为肾气亏虚为本，而闪挫与感寒为诱因，气滞、血瘀为标。《素问·脉要精微论篇》中云："腰者，肾之府，转摇不能，肾将惫矣"。

正常椎间盘富有弹性和韧性，具有强大抗压能力，可承担 450 千克的压力而无损伤。但在 20 岁以后椎间盘即开始逐渐退变，髓核含水量逐渐减少，椎间盘的弹性和抗负荷能力也随之减退，在这种情况下，因各种负荷的作用，椎间盘易在受力最大处，即纤维环的后部，由里向外产生裂隙，在此基础上，某些因素可诱发纤维环的破裂，导致髓核组织突出或脱出。

中药治疗腰椎间盘突出症在古书中就有记载，只不过称为腰痛。如《黄帝内经·素问》记载："肉里之脉令人腰痛，不可以咳，咳则筋缩急。"《医学心悟》记载："腰痛拘急，牵引足腿。"以上明确指出，腰痛合并下肢痛，咳嗽时加重。这与现代医学的腰椎间盘突出症非常相似。

"腰为肾之府，肾虚则腰痛"，治疗腰椎间盘突出症的中药主要有狗脊、续断、仙灵脾、仙茅、地鳖虫、牛膝、生地、熟地、龟板、杜仲、枸杞子、山茱萸、山药、补骨脂、骨碎补、菟丝子，等等，以上大部分是补肾药。通过中药的药理作用，可在体内消炎、止痛、提高机体免疫力、解除痉挛、修复腰椎间盘纤维环的损伤，最后治愈腰椎间盘突出。但对于改变变形脊柱、矫正生理曲度等治疗作用不明显。

椎间盘突出症患者应该提高自我保养和护理的意识和常识，避免腰部不必要的受伤，导致复发或加重。因事外出时，要注意避免长时间固定于某种姿势，以免腰背肌出现疲劳而加重腰腿痛症状；在外出长时间坐车或行走时，要加强腰部的保护，同时起到支撑作用，避免腰部再次出现扭伤；在外出期间尤其是秋冬两季，应随天气的变化增加衣服，尤其注意腰背部及下肢的保暖，在冬季最好睡铺有电褥或类似保暖床。

44. 如何远离肩周炎？

问：交警因指挥交通，几乎每天都得打手势，常年的岗亭指挥和超负荷的工作，使得很多人都患有肩周炎。请问王医师，有什么办法让我们交警可以远离肩周炎的痛苦呢？

答：肩周炎急性发作，不少人一发病马上就想到做推拿按摩治疗，认为推拿就是越疼越好，可使局部炎症消散。这些人要注意了，肩周炎急性炎症期治疗着重缓解疼痛，并减少肩部活动为主，禁做推拿按摩，否则可使疼痛症状加重，延长病程。

在肩周炎早期即疼痛期，病人的疼痛症状较重。而功能障碍则往往是由于疼痛造成的肌肉痉挛所致，所以，治疗主要是以解除疼痛、预防关节功能障碍为目的。而缓解疼痛一般可采用吊带制动的方法，使肩关节得以充分休息，或用温热敷、冷敷等物理治疗方法解除疼痛。

肩周炎俗称"五十肩"，属中医学中肩痹、漏风肩、五十肩等范畴，也就说肩周炎易发人群主要是 50 岁左右的中老年人，常因轻度外伤、慢性劳损或风湿寒冷等病因所引起。我们中医临床上一般把肩周炎分为四种类型：即风寒侵袭、寒湿凝滞、瘀血阻络和气血亏虚。

在日常生活中，要注意保护患肩，注意防寒、防潮湿，避免外伤，侧卧时注意患肩在上，每天坚持肩关节锻炼活动。例如，以肩关节为中心，做患肢划圈活动，可起到明显的预防及治疗效果。当然，出现肩膀痛不一定是肩周炎，如果患肢上举无力，高举过头顶时疼痛明显，最好到医院就诊，以明确是肩袖损伤还是肩周炎。

肩周炎的病人常常没有特殊的病症，大多只是肩关节僵硬，无法举高，转动手臂及肩周隐隐作痛。正因如此，大部分病人总以为如果能忍受这轻微的疼痛或肩关节动作不灵活，稍微多休息，不再动用它，肩关节僵硬及疼痛便会自动复原。就这样一天拖一天，本来只有动作时才痛的肩膀，演变成连晚间睡眠时都疼痛不已，而影响睡眠。最后，患者的症状已严重到影响日常生活，肩关节无法抬高抓着地铁车厢中的扶手，女士们没办法梳头发、扣裙扣、晾衣服，久而久之，患肢的肌力渐渐变差，如果是惯用右手，又是右肩周炎，对日常生活、工作均造成相当的不便。

肩周炎要着眼于预防，在天气寒冷、气温变化时注意关节保暖，睡眠的姿势避免固定一侧侧卧，一侧肩部受压。要控制体重，必要时科学减肥，因为体重下降后能够防止或减轻关节损害，另外要避免长时间站立和行走，及时妥善治疗关节外伤、感染、代谢异常、骨质疏松等疾病，同时坚持适量体育锻炼，有规律的运动可以加强肌肉、肌腱和韧带的支持作用，从而加强对关节的保护。

45. 腰肌劳损如何防治？

问：一些窗口民警由于经常使用电脑，长时间坐着工作，导致下肢、上肢能量严重不足，腰肌劳损现象也较为普遍。请问王医师，有没有什么轻松防治腰肌劳损的方法呢？在日常生活中该如何护腰？

答：经常用腰部工作，一定要注意劳逸结合。有时，"腰肌劳损"就是在您不知不觉中患上的，尤其是当急性腰扭伤发生时，更应注意防止"腰肌劳损"。腰肌劳损疼痛可随气候变化或劳累程度而变化，如日间劳累加重，休息后可减轻，时轻时重。其日积月累，可使肌纤维变性，甚而少量撕裂，形成瘢痕、纤维索条或粘连，造成长期慢性腰背痛。

腰痛发作是毫无预兆的，提倡适当卧床休息，以防止病情进一步发展，卧床以硬板床为宜。腰肌劳损的治疗方法一般都是局部药物疗法，即外用药贴，直接作用于患处，快速透皮、强效吸收，但疗效也是间歇性的。一些腰疼的人在对疼痛的性质和原因还没有搞清楚时，就擅自吃止疼药，这样做虽然会使疼痛明显改善，但却会掩盖病情，贻误诊断和治疗，还会增加肾脏的损害。按摩腰部能够健腰强肾，疏通经络，促进血液循环，防治腰肌劳损，这也是治疗腰肌劳损的有效方法。

腰肌劳损是以外因、内因及不内外因的辨证论治。外因方面是以外感风寒湿引起的病因为主，内因方面是以肾阳虚和肾阴虚为主。中医治疗腰肌劳损是虚证和实证的辨证为主。实者，是以腰痛较剧烈，其痛状如锥刺，痛有定处而拒按，俯仰不便，是属于淤血腰痛，其他尚有闪挫腰痛及坐骨神经痛，等等。虚者，其腰痛隐隐发作，腰部酸软，喜按喜揉，遇劳更甚，卧则减轻，这是属于腰肌劳损的腰痛。

要防治腰肌劳损，日常生活中应注意坐、立、行的姿势，一个姿势的保持时间不要过长，睡觉以硬板床为宜，抬、搬重物时要注意下蹲，不要直接用腰部力量抬、搬重物。下面介绍几种常用的防治腰肌劳损的方法：

（1）腰部肌肉要锻炼。倒走、瑜珈、慢跑等都可以锻炼到腰部肌肉，同时，还可以常扭腰、睡前在床上做燕子飞运动。对于久坐的上班族来说，可以每天隔段时间做扩胸运动（此时，双肘要放平），以及向后仰腰、向上牵拉等。

（2）床垫厚度适中。腰部有一个生理曲度，床垫可适当加厚，中度硬度即可，从而让腰肌充分休息。

（3）鞋跟别太高。不要穿太高的鞋，容易增加腰部的劳累，长期站立、行走者尽量少穿。同时，生理期、哺乳期尽量不穿低腰裤。高跟鞋能够塑造女人的优美体态，但是也是女性健康的"杀手"之一。提醒你在休闲的时候尽量脱下你的高跟鞋，叫脚部得到放松，同时缓解腰部的劳累。

（4）调补肾脏。如果女性月经量过多、经常腰部冷痛、性欲冷淡，应该及时调养肾脏，多补肾阴，增强抵抗能力，可多食用一些补肾的食物，如枸杞、山药、桂圆、核桃。

46. 患了类风湿关节炎怎么办？

问：我是一名老民警，常年在路上执勤，前年被查出患类风湿关节炎，每当天气降温换季时，关节炎就疼痛，反复发作，有时僵硬不能动。王医师，类风湿关节炎怎么治疗？

答：类风湿性关节炎是一种常见的以关节和关节周围非感染性炎症为主，能引起关节严重畸形的慢性全身性自身免疫性疾病，属中医痹证范畴。根据临床发现：素体虚弱，正气不足，腠理不密，卫外不固，是引起类风湿关节炎的内在因素，卫气不足导致风、寒、湿、热等外邪侵袭人体关节筋骨，痹阻经络，气血运行不畅，使肌肉、关节、经络痹阻而形成痹证，其病势缠绵，难以治愈，故又称"顽痹"。

类风湿关节炎患者对天气变化敏感，阴天、下雨、寒冷、湿润特别是有冻疮时，关节肿胀和疼痛均可加重，这是由于类风湿关节炎病人关节及其四肢血管、神经功能不全，血管舒缩缓慢、不充分而且皮温升降迟缓造成的。

类风湿性关节炎除了我们熟知的关节损害以外，还会有一些关节外表现，肾脏损害就是其中之一，如果类风湿性关节炎的治疗方法不正确的话，可引起肾脏损害。这与中医经典所言不谋而合。

类风湿关节炎以肝、脾、肾气血亏虚为病本，风寒湿热痰瘀为病标，故以滋补肝肾、调补脾胃气血为治本大法。除了肾脏损害之外，常见的还会对心脏、肺等器官造成损害，所以大家一定要早发现早治疗。

任何疾病在吃药或别的治疗方法进行控制病情的同时，都要在日常的生活中注意保养，类风湿关节炎患者当然也不例外。下面我为大家讲讲应该注意哪些事项。

首先是饮食调养。合理的膳食对很多的疾病都能起到辅助的治疗作用，对类风湿关节炎的患者而言，要限制高脂肪食物的摄入，控制蛋白质的摄入量。

其次，在平时的生活中，不要总是长期保持一个动作，如不要长时间站立，坐下时，应常常变换坐姿、转换双脚位置，舒展下肢的筋骨，或起来走动一下。应避免手指长时间屈曲，如写字、编织、打字、修理时，要不时地停下来休息，舒展一下手指。同时，类风湿关节炎患者还应减少工作和日常生活的体力消耗。

再次，适当的运动对类风湿患者的康复是有着很好的帮助的。很多患者在锻炼上存在一定的误区，有的患者长时间卧床休息，有的则是进行过度的锻炼，这两种都是不可以的，类风湿性关节炎患者是要通过适当的锻炼才可取的。像晨练和散步不仅可增强类风湿性关节炎患者的体质，促进其康复，而且可以增加关节的适当活动，从而减少关节强直与畸形，减少残疾的形成。

最后，风湿病是特别怕冷的，遇冷容易复发，日常生活里你要防止受寒，比如在暖和的空调房里出来，晚上你要上厕所，这时一定要把衣服披好。一到天冷了，围巾就要围起来，把颈椎、胸骨、各个关节保护起来。出门戴口罩、手套，最好不要洗冷水澡。

47. 用电脑工作久了为何拇指痛？

 问： 最近一个月我忙于整理档案工作，每天需要将大量资料输入电脑，这几天我发现右手拇指屈伸不灵，拇指关节活动时"啪啪"作响，正常弯曲和提重物时还疼痛难忍。王医师，这是怎么回事？

答：你很可能患上了拇指腱鞘炎。长时间使用鼠标或键盘容易导致拇指病——拇指腱鞘炎，初期症状通常表现为痉挛、僵硬或是抽筋、疼痛、屈伸不便。

预防腱鞘炎，最好的办法就是休息，工作间隙做一些伸展运动，如手指保健操，伸开五指再并拢，双手互相揉捏，十指交叉按摩，旋转手腕。重复3～5次，可以有效地预防腱鞘炎的发生。每天回家后，可用热水泡泡手腕，令血液加快循环。此外，用电脑时，最好每隔一小时就休息十分钟，改变姿势和换换手指。出现手指疼痛的现象要引起重视，建议你到骨科查查是否患了腱鞘炎。

48. 如何缓解"坐"出来的疼痛？

问：我是一名户籍民警，大部分时间都是坐着工作，有时一天工作要坐十多个小时，前段时间发现腰部有些疼痛，现在有时想运动一下都会有些障碍，后来发展到下肢反射性疼痛，爬楼梯都感觉有点困难。请问王医师有没有什么好的治疗和调理方法呢？

答：你所表述的情况可能是坐骨神经痛，它是以坐骨神经径路及分布区域疼痛为主的综合征，该疾病在办公室一族中比较常见，可严重威胁正常生活与工作。

坐骨神经痛会给患者带来巨大的疼痛，在初期时主要表现为针刺样的疼痛，疼痛沿着腰部或者是臀部，然后慢慢向下肢和足部放射，而且随着病情的日益加重，疼痛也会加重，尤其是当患者在劳累、受凉后疼痛都会加剧，有些患者甚至经常夜不能寐，翻身都非常困难，这将严重降低患者的生活质量。另外，疼痛还可影响到患者的活动，患者往往无法长时间行走，在行走了一段后，下肢疼痛会加重，从而必须得停下来休息，而如果继续行走，疼痛还是会加重，最后导致患者的行走距离是越来越短。严重者只能长期卧床，这将给患者的身心健康造成很大打击。

想要改善坐骨神经痛最根本的其实还是要调整个人的生活习惯。比如办公室一族首先要注意纠正坐姿，最好在办公椅上放一个小靠垫。每隔一小时应该站起来走动，可达到放松颈椎和腰椎的目的。操作电脑时，还要确保坐时整个脚掌着地，不要经常跷二郎腿，这样会增加背部肌肉和韧带的持续负荷。另外，平时还要多进行体育运动，比如游泳，就可以很好地锻炼腰背肌。

还需注意的是，病情发作期不能睡软床、不可提重物，要适当运动以及注意腰部保暖，饮食上可采用小鸡炖蘑菇、大骨汤、腰花粥等食疗方。

"风寒湿邪，痹阻经脉，致使经脉不通，不通则痛"，所以外用中药治疗有一点效果，可以祛风散寒、解痉通络，活血化瘀。中医还可用揉法、点按法、弹筋法、推法、按揉法等治疗方法。

日常你也可选择以下几种锻炼方法：

吊杆：找一个单杠，手握住单杠，让身体自由下垂，对脊柱起到了拉伸的作用，有助于缓解腰腿疼痛，并有一定的矫正姿势的作用。

脚尖踩书：地板上放一摞书，然后用脚尖站在书上，脚跟悬空，一次锻炼到坚持不住为止（初次尝试锻炼可以减少锻炼的时间，循序渐进）。

抬高腿：仰卧在床上，伸直双腿，慢慢向上抬腿（腿一直保持伸直），当感到腰腿疼痛的时候仍然要坚持一会，再休息。

压腿动作：这不是说要和练武的人一样压腿，简单一点，坐在床上，两腿伸直，然后用手去够你的脚跟。

49. 交警"站"出下肢静脉曲张怎么办？

问：我是一名交警，工作时间基本上都以站立为主，因此腿部问题常常出现，时间长了足靴区甚至会出现皮肤萎缩、脱屑等状况，听说很可能是患有下肢静脉曲张。请问王医师，我们平时该如何预防下肢静脉曲张呢？

答：下肢静脉曲张是一种常见病，这种病多见于交警、教师等长期站立工作的人。该疾病早期并无症状，不会影响吃喝以及工作，所以常被人们所忽视。可随着病变的进展，各种原因引起静脉压力增高而导致静脉迂曲、扩张，影响腿部美观，出现久站或行走后患肢酸胀、易疲劳，也可有小腿肌肉痉挛发作。同时还会出现皮肤瘙痒，病人会不由自主地搔抓，加重湿疹样改变，出现糜烂及溃疡。

可以说下肢静脉曲张是警察这一职业的常见病，尤其是交警，因此在日常生活中要特别注意预防该疾病的发生。而预防静脉曲张的最好办法就是多运动，比如跑步，它可以使腿部肌肉活动增强，挤压静脉内的血液，使其流动更加通畅，长期坚持的话，静脉曲张还可能会痊愈。

另外，平时还可以多做双腿上下摆动练习，多做腿部按摩，同时要做好腿部防护，避免足部及小腿部碰伤，避免久站、久立，防止下肢负重。如果出现轻度静脉曲张、临床症状不明显，那么可以长期应用弹性绷带或绑腿裹住小腿，以防止其继续发展。

肝肾不足，外感寒湿，气滞血瘀；长途跋涉，筋脉受伤，肝络瘀滞；或湿热下注，聚积络道，筋脉失濡，皆可导致下肢静脉曲张。所以，我们中医对下肢静脉曲张多采用活血化瘀疗法治疗。

由于警察长期站立，容易导致湿热下注，使脉络气血运行受阻，郁结于下肢，导致下肢静脉曲张。所以合理饮食也是很必要的，要忌食辛辣食品，多吃高纤、低脂饮食及加强维生素 C、E 的补充。

50. 骨关节炎缠身怎么办？

问：我们交警的工作常年都在日晒雨淋中，因此有不少民警患有骨关节炎。请问王医师，有骨关节炎该如何自我保健？

答：因交警的工作环境和工作要求的关系，患各种骨关节炎疾病的可能性会大些。

每年入冬看关节疼痛的患者就会多起来，不少急性发作病人都是"哎哟、哎哟"喊着进医院的，出现这种情况和天气有很大关系。气温降低以后，毛细血管急速收缩、变细，导致骨骼供氧不足，腰腿和颈椎酸、麻、胀、痛等问题也就随之而来了。这就好比吃饭，食管要是变细了吃饭就会很困难，身体各个器官就会起来反抗，表现出来的就是身体不舒服。

骨关节炎主要表现为膝关节肿胀、疼痛。大多数病人上下楼梯都很困难，严重的甚至会丧失行动能力，多发于四五十以上的中老年人。女性绝经期后由于肝肾亏损严重，是高发期，需要特别注意。

我们中医常说"肾主骨"，意思是肾能充养骨骼，所以治疗腰腿关节痛要以补肾为主，临床治愈后配合生活方式的改变一般都可以取得良好的效果。

骨关节炎发病时往往有"假风湿"现象，即遇寒湿、阴冷天气，关节疼痛加剧，遇暖好转，但生化风湿指标检查正常。这是因为随着年龄的增长，关节周边的血管组织必然发生老化、退变，气温下降使关节周边的血管收缩，血循环量减少。因而患病关节应加强保暖，治疗时可采用温热疗法如药浴、温热理疗等方法。

关节有如汽车轮胎，承载的力量越大，越容易损坏，大多数骨关节炎患者往往偏肥超重，所以一定要合理饮食，给患病关节减轻负荷。

治疗上除针对关节、筋骨病变外，应尽早启动自我养筋强肉护骨，一方面"少活动"，切勿超负荷使用；另一方面"多运动"，适当锻炼对保护和改善关节活动、缓解疼痛，以及增强受累关节周围肌力有着很大的帮助，可以提升肌力和实现肌力的平衡，达到替代和保护关节作用。

51. 带状疱疹经常复发怎么办？

问：我今年30多岁了，是名民警，因为工作性质，生活没有规律，黑白颠倒，已经连续三年带状疱疹发作，每次都得请假治疗，严重影响工作。请问王医师，带状疱疹是怎么形成的？平时有什么预防措施？有什么好的治疗方法？

答：春季皮肤疾病进入高发期。除了人们熟知的过敏、荨麻疹之外，还有一种发作起来非常疼痛的皮肤病值得警惕，这就是俗称为"缠腰龙"的带状疱疹。

带状疱疹是一种由水痘——带状疱疹病毒通过呼吸道进入人体，

潜伏在脊髓神经节中而引起的皮肤病。患者局部皮肤先有疼痛，后有红斑和水疱，多发生于身体一侧，呈带状分布，由于多发于腰部，在民间素有"缠腰龙""蛇串疮"之称。

带状疱疹发作起来疼痛难忍，民间甚至有传言："缠腰龙"缠上一圈会要命。还有很多人未能及时治疗，留下了神经痛的毛病，一痛就是几十年，生活质量明显下降。

带状疱疹的治疗特别强调一个"早"字，发病一周之内为最佳治疗时机。很多带状疱疹患者发病初期都会误以为是其他疾病，原因在于此病早期症状特别不明显，仅出现局部疼痛，如偏头痛、心绞痛、肩周炎、胃肠炎、腰椎间盘突出等。等到皮肤科就诊时，水疱已经出现溃破渗液的情况。

带状疱疹如不能得到及时有效的治疗，虽然水疱可以治愈，身体却很容易遗留后遗神经痛，大大增加了后期治疗难度。如果很不幸，已经患上了带状疱疹后遗痛，怎么办？仅靠口服药物效果一般不理想。那就需要采用传统的中医治疗，服用中药汤剂可以有效地控制疼痛。

带状疱疹属于中医"蛇串疮""缠腰火毒"范畴。带状疱疹多由正虚失调、外邪侵袭而致内伏温毒挟少阳郁火或肝胆湿热外发。故发病前期，往往有发热、恶寒、倦怠等证候。

中医治疗疱疹主要分为三种施治方法，第一是热盛型，主要针对的症状是：出现局部皮肤红肿鲜红，以及炽热灼痛的情况，自觉口苦咽干、口渴，烦闷易怒，食欲不佳。小便赤，大便干或不爽。舌质红，舌苔薄黄或黄厚，脉弦滑微数，方药是龙胆泻肝汤加减，可起到清利湿热，解毒止痛的效果。

第二是湿盛型，主要针对的症状是：患者出现皮肤颜色淡，疼痛症状不明显，而且疱壁松弛的情况，口不渴或渴而不欲饮，不思饮食，食后腹胀，大便时溏，女性患者常见白带多。舌质淡体胖，舌苔白厚或白腻，脉沉缓或滑。方药是除湿胃苓汤加减，起到的作用是健脾利湿，佐以解毒。

第三是气滞血瘀型，主要针对的症状是：皮疹消退后局部疼痛不止。舌质暗，苔白，脉弦细，方药是活血散瘀汤加减。可起到活血化瘀，行气止痛，清解余毒之效。

带状疱疹的预防首先要注意增强体质，进行适当的运动，积极预防感染，做好个人的防护，尤其是在春秋季节交替的时候要适时增减衣服，避免受寒等，保持皮肤的清洁，积极防止外伤的出现，同时还要注意避免接触有毒的物质。

带状疱疹为湿热火毒蕴结肌肤所生，因此，你平时应忌酒、烟、生姜、辣椒、羊肉、牛肉及煎炸食物等辛辣温热之品，肥肉、饴糖、牛奶及甘甜等食物也要谨慎食用，因为这些食物多具滋腻、肥甘壅塞之性，易使本病之湿热毒邪内蕴不达，带状疱疹病情缠绵不愈。

52. 痛风能喝白酒吗?

问：我是一名交警，常年战斗在交管一线，工作太累导致睡眠差，所以睡前会喝点酒，前年体检查出尿酸偏高，有一次脚趾开始剧烈疼痛，一查才知道患上了痛风。听很多人说，痛风不能喝啤酒，喝白酒可以，他们说的对吗？患上了痛风又该注意哪些问题呢？

答：痛风并不是单一疾病，它是一种综合征，病因是由于体内一种叫做嘌呤的物质代谢紊乱所引起的。从西医角度而言主要是由于体内的尿酸产生过多或者是排泄过少，引起高尿酸血症。尿酸易沉积在关节的局部或者是肾脏，沉积在关节的话它表现为关节的红、肿、热、痛；尿酸及其盐类沉积于肾脏会导致尿酸肾病。

痛风属中医"痹证"范畴，正虚邪实。其原因多由疲劳、房事不节、厚味多餐、感受风寒湿热等外邪诱发，使足不能履地，日轻夜重，而为痛风。

中医药治疗讲究辨证论治，痛风偏于风者，祛风为主。偏于寒者，散寒为主。湿邪偏胜者，化湿为主。热邪偏胜者，清热为主。痛风病人应根据其关节炎的症状特点与是否急性发作等判断痹证的性质，是属于风寒湿痹，还是风湿热痹，有无痰瘀痹阻证。

痛风患者仅仅依靠外在的治疗是远远不够的，更重要的是养成良好的饮食习惯，注意内在调理和食疗，进行适当的体育锻炼。痛风往往是由"馋嘴"这个"小毛病"引发的，因为含高嘌呤的食物大多为大鱼大肉、海鲜、动物内脏之类的美食。在这些美食面前，有些人抵挡不了诱惑，喜欢常吃、多吃，久而久之为健康种下"祸源"。

许多人在痛风问题上有一个误区，认为痛风患者不能喝啤酒，喝白酒可以，其实不然。

痛风为什么不能喝啤酒呢？因为啤酒里面含有一种叫嘌呤的有机化合物，嘌呤很容易被肠道吸收转化为尿酸。饮酒是痛风发作的最重要诱因之一，所以白酒也是不能喝的，这是由于酒精的主要成分乙醇可使体内乳酸增加，而乳酸可抑制肾小管对尿酸的排泄；乙醇还能促进嘌呤分解而直接使血尿酸升高。长期饮酒可发生高尿酸血症，所以痛风病人最好戒酒。

同时，痛风病人要严格限制蛋白质的摄入，以免体内产生过多的内源性尿酸，加重病情。饮食上要以植物蛋白质为主，动物蛋白可选牛奶、奶酪和鸡蛋，因为它们既富含必需氨基酸的优质蛋白，嘌呤含量又少，对痛风病人几乎不产生不良影响。值得注意的是，痛风患者虽然能喝牛奶，但酸奶就不宜饮用。这是因为酸奶中含有较多的乳酸，而所有菌类都是高核酸物质，乳酸可干扰尿酸排泄，在体内形成过多嘌呤而加重病情，对痛风病人非常不利。

第七章 如何"眼观六路耳听八方"

五官是人体的重要器官。五官与五脏息息相关，有"鼻为肺之官、目为肝之官、口唇为脾之官、舌为心之官、耳为肾之官"之说。如果五官不适，意味着五脏正逐渐地发生功能衰弱，出现健康问题。

警察特殊的工作环境使很多民警或多或少地会出现五脏疾病，而这些疾病往往最早表现在五官上。可以说五官出现问题很可能也意味着五脏有了问题，所以，我们应该时常关注五官。作为警察，五官健康了才能"眼观六路耳听八方"，让犯罪分子无所遁形，更好地为人民服务。

53. 如何避免被红眼病传染?

问：一天上午，民警小郑上路执勤，不小心风沙吹进眼睛，他用手揉了下后，感觉眼睛瘙痒，就继续用手揉。没想到眼睛就红了，而且红了好几天，自己点了眼药也没见什么效果。请问王医师，小郑难道是得了"红眼病"？据说红眼病会传染，应该如何治疗以及避免被传染呢？

答：急性结膜炎，俗称红眼病，多见于春夏季节，中医称"暴风客热"或"天行赤眼"，它是一种主要由细菌或病毒感染引起的接触性传染病，发病后眼部明显红赤、眼睑肿胀、发痒、怕光、流泪、眼屎多，一般不影响视力。

急性结膜炎为季节性传染病，它的传播途径主要是通过接触传染，往往通过接触病人眼分泌物或与红眼病人握手或用脏手揉眼睛被传染。常常有人认为看一眼红眼病的病人，就会得红眼病，这是没有科学道理的，目前证实只有通过直接或间接接触病人才会患病。还有一些患者认为，红眼病只需滴眼药水就可以了，其实也是不全面的，当眼部症状较重时，需要配合全身用药，严重者甚至短期使用糖皮质激素。此外，经常用人工泪液局部点眼，每天多次用生理盐水冲洗，可大幅降低过敏原及致炎因子浓度从而改善症状。

急性结膜炎传染性强，应重视隔离消毒，处理原则是用生理盐水或 3% 硼酸溶液洗眼，清除分泌物，再滴抗生素眼药水。一旦患有急性结膜炎，要尽快到医院检查，明确病原微生物的类型，选择适宜的抗生素药。抗生素对细菌性结膜炎效果极好，对病毒性结膜炎虽无疗效，但有预防细菌感染的作用。不论眼药水还是眼药膏均应专人专用，以免交叉感染。

除了接受医生治疗外，还要学会自我保健，保持眼部清洁。由于患急性结膜炎时眼部分泌物较多，所以不能单纯依靠药物治疗。严重的急性结膜炎病人畏光流泪，为减轻不适，要避免光和热的刺激。也不要勉强看书或看电视，出门时可戴太阳镜，避免阳光、风、尘等刺激。为了使眼部分泌物排出畅通，降低局部温度、抑制病菌繁殖生长，眼部不可包扎或戴眼罩。

从中医来看，"急性结膜炎"是由于感受风邪热毒，侵袭人体眼部引起，所以患者饮食应以清淡为主，少食油腻，忌食海鲜、火锅、麻辣串等辛辣刺激食品饮料，限烟限酒。

要预防急性结膜炎主要是要注意用眼卫生，如不用手揉眼，游泳后应滴抗生素眼药水以防感染。如果发现红眼病，应及时隔离，所有用具应单独使用，最好能洗净晒干后再用。要注意手的卫生，要养成勤洗手的好习惯，不要用脏手揉眼睛，要勤剪指甲。患红眼病时除积极治疗外，应少到公共场所活动，不使用共用毛巾、脸盆等。

54. 青光眼只能等待失明了吗?

问: 听说青光眼比白内障还要难治，甚至有人说是治不好的。请问王医师，难道患有青光眼就只能等待失明了吗? 该如何治愈呢?

答: 青光眼俗称青眼，中医则称为绿风内障，此病起于肝肺湿热，痰湿功伤，也就是眼内之液体调节机能失常，因于水毒而引起的眼球疾患。西医则认为是眼内压过度增高的结果，此症会因压迫眼神经导致失明。

青光眼有很多种，大多数不能痊愈，只有部分青光眼是可以治好的。但是只要通过正确的方法，青光眼病情也是可以有效控制的，可以预防或减慢视力进一步受损。特别是慢性青光眼，它不是一天两天失明的，需要很漫长的过程，所以我们有的是时间去诊断、去治疗，思想包袱不要太重。

中医对青光眼的认识源远流长。早在一千多年前就认识到"此疾之源，皆因内肝管缺，眼孔不通所致也，急需早治"。同时认为眼与脏腑、经络、气血等息息相关，不仅要治疗患眼，还要调整有病的机体。

除治疗外，在生活上还要注意一些，比如冷空气来了如果不注意保暖，视神经会缺血，就会诱发青光眼急性发作。还有系领带不要系得太紧，系得太紧眼压就会升高的。另外，要有充足的睡眠，因为只有充足的睡眠才能保证平稳的眼压，如果睡眠不够眼压就会升高。

青光眼患者一般要吃的稍微清淡些，如果血压高的人更要吃的清淡，而血压低的人可能要吃的稍微咸一些，保持血压的稳定。像刺激性的、冰凉、辛辣的东西都最好不吃，否则会引起血管反射性的收缩、扩张、紊乱。

在生活中，闭角型青光眼患者，建议不要长时间待在黑暗的地方比如电影院；对于开角型青光眼，可以允许看书、看电视或电脑，关键要把握好度，不要疲劳，特别是对于闭角型青光眼，如果看电视一定要把灯开得亮亮的，避免在黑的地方看电视。

运动对降眼压也是有好处的，比如说慢跑、骑自行车、蹬楼梯，但是骑车，如果是视野很小的人要很小心。特别提醒大家，不要做一些升高眼压的运动，如举重、屏气、游泳、潜水对眼睛的压力是有影响的，这些活动都要避免，一定要在医生的指导下来决定。

55. 咽喉总是火急火燎怎么办？

问：我是一名交警，执勤的路段是工业区，已经连续执勤好几年了，现在我的咽喉相当脆弱，一旦闻到刺激点的味道就感觉火烧一样。请问王医师，咽喉总是火急火燎该怎么办呢？

答：咽部是呼吸道和消化道的第一道防线，这里不仅有大量免疫细胞，还是炎性细胞和淋巴组织的"聚集地"，感觉神经末梢也很丰富，因此特别敏感，稍微接触外部刺激就会产生反应，所以咽部是爆发炎症、过敏等各种反应的"重灾区"。

其中，咽喉炎是我们身边习以为常的毛病，无论是大人小孩、妇女老人都普遍存在，堪称"大小通吃"。毛病虽小，却"喜怒无常"，反复发作，迁延难以根治，很多病人不仅深受其害，甚至失去信心而放弃治疗。

中医将咽喉红肿疼痛、吞咽不利、异物堵塞感、咽痒干灼等为主要症状的咽喉病，称为"喉痹"，与西医的咽炎相对应。根据其病因病机不同，又有"风热喉痹"和"虚火喉痹"之分，相当于西医的急性咽炎、慢性咽炎。

咽喉炎的发病是多因素综合所致，远非炎症与过敏这么单一，还与体质弱、肺气虚、环境污染、气候变化、雾霾、生活工作压力甚至情志变动、心情状态等等都有关系。

治疗咽喉炎关键是综合考虑致病因素，提高免疫力，增强抵抗力，激发身体自然机能。

中医将治疗咽炎分为三种类型：

（1）阴虚肺燥：咽喉干疼、灼热，多言之后症状加重，干咳少痰，口干不欲多饮，午后及黄昏时症状明显。咽部充血呈暗红色，黏膜干燥，或有淋巴滤泡增生，舌红，苔薄，脉细数。治以滋阴清热，清利咽窍。

（2）痰热蕴结：咽喉不适，因受凉、疲劳，多言之后症状加重，咳嗽，咯痰黏稠，口渴喜饮。咽黏膜充血呈深红色，肥厚，有黄白色分泌物附着。舌红，苔黄腻，脉滑数。治以养阴清热，化痰活血，舒利咽窍。

（3）肺脾气虚：咽喉不适，但不欲饮，咳嗽，有痰易咳，平时畏寒，易感冒，神疲乏力。语声低微，大便溏薄，舌苔白润，脉细弱。治以补中益气固表。

很多咽喉炎病人都有切身体会：头几次西医消炎有效果，再发作的时候，就没有效果了。这是因为炎症已不是此病的主因，再消炎当然就没用了。过度消炎反而利少弊多，甚至引起反效果。

这是因为多数消炎药是伤脾胃的，"倒胃口"导致营养吸收不进去，人体免疫力差，咽喉炎就容易反复，恶性循环下去当然解决不了问题。所以治疗咽喉炎要在增强免疫力的基础上，再针对炎症等其他原因，对症下药，这是治疗咽喉炎的正确思路。

工欲善其事必先利其器，对咽喉炎患者来说，合理膳食要特别强调。平时要少吃或不吃煎炸、辛辣刺激性食物，如油条等；多吃富含胶原蛋白和弹性蛋白的食物，如猪蹄、猪皮等，有利于慢性咽炎损伤部位的修复；多摄入富含 B 族维生素的食物，如动物肝脏、瘦肉、鱼类、新鲜水果、绿色蔬菜、奶类、豆类等，有利于促进受损咽部的修复，并消除呼吸道黏膜的炎症。

在注意饮食的同时，还要加强体育锻炼，避免或减少熬夜。规律生活，健康起居，综合地多因素地考虑和兼顾咽喉炎发病的原因，尤其在增强体质和提高免疫力、抵抗力上多下功夫，才能远离继而最终摆脱咽喉炎的困扰。

56. 急性咽炎一定得用抗生素吗？

问： 我是基层派出所的民警，由于常常到田间、街头拿大喇叭宣传相关安全知识，有一次突然咽喉干燥灼热，话都说不出来，一旁的同事说可能是急性咽炎，并称到医院开点抗生素就会好得快。请问王医师，急性咽炎是否一定要用抗生素？平时应该注意哪些问题呢？

答： 急性咽炎多因病毒感染、细菌传染及环境刺激所致。细菌和病毒通常是通过飞沫或密切接触而传染，环境因素主要是指高温、粉尘、烟雾和有刺激性的气体。

急性咽炎的起病较急，先有咽部干燥、灼热、异物感，随后明显咽痛，空咽时咽痛往往比进食更加显著。有时疼痛可放射至耳部。全身症状一般较轻，但因年龄、免疫力以及病毒、细菌毒力不同而程度不一，可有发热、头痛、食欲不振或四肢酸痛等。

一旦发现咽喉发炎应尽快就医，千万不要一拖再拖。咽喉炎如果治疗不及时，或反复发作，可导致急性鼻炎、鼻窦炎，急性中耳炎、急性喉炎、气管炎、支气管炎及肺炎，甚至引起全身并发症，如急性肾炎、脓毒血症等，对身体危害极大。

中医治疗急性咽炎须根据证候分类，辨证治疗。

（1）风寒外袭。治宜疏风散寒，宣肺利咽。

（2）风热外袭。治宜疏风清热，利咽消肿。

（3）肺胃实热。治宜泄热解毒，消肿利咽。

很多人对如何治疗咽炎普遍存在一个误区：即患急性咽炎就得服用抗生素，认为这样好得快。必须提醒的是，这样用药对于治疗急性咽炎有害无益，很可能因滥用抗生素导致咽喉部正常菌群失调，引起二重感染，反而使咽炎难以治疗。而且，长期滥用抗生素可能对人体造成更大的伤害，甚至还会引起细菌耐药，导致抗生素越用越高档，用药时间越来越长，用药效果越来越差等。

急性咽炎患者除咽痛外，还可出现发热、怕冷、头痛、周身酸痛、食欲差，大便干、口干渴等全身症状反应。那么，日常生活中该如何防治急性咽炎呢？

首先生活起居要有规律，及时治疗各种慢性疾病，保持每天通便，清晨用淡盐水漱口或少量饮用淡盐水（高血压、肾病患者勿饮盐水），注意改善工作生活环境，减少粉尘、有害气体对身体的刺激。同时还要及时治疗鼻、口腔、下呼吸道疾病，包括病牙。在急性期应及时选用抗病毒、抗菌药物治疗，勿使急性咽喉炎转为慢性。此外，还要适当控制用声，用声不当、用声过度、长期持续宣讲对咽喉炎治疗不利。勿饮烈性酒和吸烟，饮食时避免辛辣、酸等强刺激调味品。

其实急性咽炎的一般疗法很简单，就是卧床休息，多喝水，吃稀软食物，禁烟酒，不吃辛辣和过于油腻食物，保持大便通畅，而这些往往被病人及家人所忽视，造成病势迁延或并发其他疾病。

57. 总是耳痛耳痒怎么办？

问： 作为一线的民警，不管是了解民意还是调解纠纷等，常常深入一些嘈杂的环境，这几年民警小曾出现了持续耳痒的情况，并且伴有脓性分泌物，无异味。最近好像耳痒次数有增多的迹象。王医师，是不是他耳朵出了问题，是什么疾病呢？怎么治疗？

答： 根据描述很可能是患上了中耳炎，中耳炎一般可分为非化脓性和化脓性，而化脓性又可分为急性和慢性。像急性化脓性中耳炎是由化脓性细菌感染引起的中耳黏膜的急性化脓性炎症，其症状主要是耳痛、流脓。

急性化脓性中耳炎，多为风热湿邪侵袭，加之肝、胆等脏腑功能失调而致，多见于冬春季节，治疗原则为控制感染和通畅引流。一般应及早应用抗生素后用其他抗菌药物控制感染，务求彻底治愈，防止发生并发症或转为慢性。用减充血剂喷鼻，减轻鼻咽黏膜肿胀，恢复咽鼓管功能，同时要积极治疗鼻部咽部慢性炎症，注意休息，清淡饮食，对于全身症状重者予支持治疗。

在鼓膜穿孔前，可用消炎止痛的药水滴耳治疗。而鼓膜穿孔后，就需清洗外耳道，当脓液减少，炎症逐渐消退时，可用甘油或酒精剂滴耳。感染完全控制，炎症完全消退后，穿孔多可自愈。不能自行修复者可待耳内流脓停止后作鼓膜修补术。

在生活中，耳朵时刻都在工作，却也是人们最容易忽视保护的。如果不注意耳朵护理的话，是极有可能患上耳部疾病的。要预防急性化脓性中耳炎，平时就要保持耳道的干净整洁，不能多次用手指或者硬物抠耳，否则容易感染细菌或者是损伤鼓膜。洗澡的时候请不要把水弄进耳朵，避免把细菌带进耳道，引起发炎。要多清理耳朵的垃圾，不要影响到耳朵的听力。还要多注意锻炼身体，加强身体免疫力，提高身体素质，减少病菌感染。

急性化脓性中耳炎患者切忌食用辛辣食物和酒类，以免加重发炎的症状，对于陈旧性鼓膜穿孔或鼓室置管的患者应禁止游泳。另外在患病初期高热时要多饮开水，睡眠时患耳应在下侧，同时注意不能受到压迫。在冬天滴用水剂时，最好在滴药前 10 分钟，将药藏在贴身的衣服口袋里，达到加温效果，使温度与体温相接近。

58. 吃饭常塞牙是不是患了牙周炎?

问：我 26 岁，一直认为吃东西塞牙都是年龄比较大的人才有，可最近我自己却出现了吃什么都特别容易塞牙的情况，而且牙龈胀得难受。有人说，常常塞牙很可能是患牙周炎了。请问王医师，这说法有根据吗？牙周炎该如何预防治疗呢？

答：如果说经常性塞牙的话，确实很可能是患有牙周炎了。很简单的道理，牙齿间要是没缝，怎么吃都不会塞牙。当我们不注意口腔卫生，细菌就会慢慢地刺激牙龈、牙槽骨先后发炎。发炎的牙槽骨慢慢萎缩，牙龈也慢慢萎缩，于是，牙缝出现了。而且牙根开始外露，牙齿变得松动。当你嚼肉时，牙被推开一条缝，肉丝趁机就挤进去了。

牙周炎的形成与人们的口腔卫生习惯有很大关系，长期忽视口腔卫生，使牙石和牙垢堆积在牙齿周围、食物残渣嵌塞牙缝、潜藏的菌斑不断作用就会引起牙周炎。值得一提的是，烟瘾很大的人很容易出现牙周炎，但他们却常自认为牙周健康，牙龈几乎不出血。这其实只是一种表面太平，烟瘾大的人，牙龈血管常被破坏得很严重，所以不太容易出血。往往等到牙齿松动到用手都能拔掉时，才发现牙槽骨已经萎缩很厉害了。

　　牙周炎在中医古典书籍有"牙宣""齿根宣露"之称，病因病机主要有胃火上炎、肾阴亏虚和气血双亏，具有不可逆性，所以发现早期症状及时治疗和预防尤为重要。

　　特别需要指出的是，患牙周炎会使得局部的细菌、病毒进入到血液中，可加重形成动脉硬化、血栓，从而诱发心脏病、脑中风等疾病，其引发冠心病、中风的概率也高出正常人很多。

　　如何预防牙周炎呢？千万不要错过第一次牙龈出血的信号，不要以为那只是牙刷太硬、有火气。在日常生活中，要掌握正确的刷牙方法（如：竖刷法，即刷上牙时刷毛顺着牙缝从上向下刷；刷下牙时顺着牙缝从下向上刷。动作要慢一些，在同一部位上反复数次，让刷毛通过龈与牙的交界区时彻底去除污物，对牙龈也有按摩作用）。养成饭后、睡前漱口的习惯，保持口腔清洁，对不易去除的食物碎屑、软垢、菌斑，用牙线、牙签、牙刷清洁。而多吃核桃、鸭梨、枸杞子等也可以起到预防牙周炎的作用。

　　另外，"肾主骨，生髓，齿为骨之余。""肾衰则齿脱，肾固则齿坚。"枸杞子有补益肝肾之功，久服坚筋骨，故可补肾固齿，日常可以多吃点枸杞子。

59. 口腔溃疡为何治不好？

问： 我口腔溃疡很多年，每次发作的时候溃疡创面很大，讲话都很痛，饭更是不敢吃，而且溃疡创面愈合期要十多天。就这样反复发作了三四年，贴药膜、补充维生素等都没有效果，非常痛苦。请问王医师，我该怎么办？

答： 口腔溃疡，中医定义为"口疮""口糜"，此病的产生与患者的五脏六腑有着密切的关系，大多认为是肝火过重引起的。发作起来很痛，食物刺激后更加疼痛。

口腔溃疡引起的原因很多，治疗中因脾胃积热引起，可给予清热泻火，凉血通腑之物；因肝郁气滞引起的，给予舒肝理气，调理冲任；如果是阴虚火旺，则给予滋阴降火之物调理。还有的因脾虚湿困引起，则从益气健脾、芳香化湿着手；而脾肾阳虚的，治宜温补脾肾，散寒化湿。建议你及时对症治疗。

60. 感冒后总是耳鸣怎么办？

问：我是一名民警，负责110电话接听工作，十几天前因感冒喉咙发哑，吃药好了之后，鼻涕特别多，后来又吃了几天消炎药，现在开始耳鸣了，特别是接电话时间长了，耳朵响声尤为明显。请问王医师，我该怎么办？有什么调理方法吗？

答：耳鸣是指人们在没有任何外界刺激条件下所产生的异常声音感觉。在临床上它既是许多疾病的伴发症状，也是一些严重疾病的首发症状（如听神经瘤）。一般来说，耳鸣主要由听觉系统疾病或全身性疾病两大方面引起的。根据其病症，可以将耳鸣分为以下几种：神经性耳鸣，血管性耳鸣，噪音性耳鸣，顽固性耳鸣，病毒性耳鸣，突发性耳鸣，爆震性耳鸣，感音神经性耳鸣，混合性耳鸣等。你可能是感冒引起的病毒性耳鸣。

肾气通于耳，肾精虚衰，肾气不足，耳失濡养就会导致耳鸣。中医治疗以补养气血，滋补肝肾，凉血滋阴为原则。耳鸣除了内科治疗方式外，在日常生活中，人们还可以通过屏气、搓手掌、耳郭按摩等方法进行辅助治疗。另外还可以用荷叶、苦丁茶、菊花、夏枯草、蔓荆子、石菖蒲各等份，制成枕芯，经常枕之，也有聪耳明目之效。

长期处于精神高度紧张和在身体疲劳状态时均易使耳鸣加重，因此建议你适当请假休息几天，调整工作节奏，放松情绪。

饮食方面，应多吃含铁、锌以及维生素C、E丰富的食物，适当摄入含维生素D多的食物。同时多吃有活血作用的食物，如黑木耳、韭菜，因为活血化瘀能扩张血管，改善血液黏稠度，有利于保持耳部小血管的正常微循环。

61. 头痛反复发作如何解决?

问: 我是名基层民警,最近在办理一起刑事案件,可这段时间被头痛折磨得难以工作,每次头痛发作时还伴有视线模糊,夜间也因头痛难以入睡。请问王医师,我是不是偏头痛啊?该如何预防和治疗?

答: 传统中医理论认为引起头痛的原因很多,如六淫(风、寒、暑、湿、燥、火)之邪外袭,上犯巅顶,使气血运行受阻;或内伤病久,气血不足,失于充养;或痰浊瘀血,阻于经络,都可导致头痛。

头痛的辨证主要在于区别外感与内伤。外感头痛,一般发病较急,痛势较剧而无休止,多属实证,治疗以祛邪为主;内伤头痛起病徐缓,病势也较缓,时作时停,多属虚证或虚中夹实证,治疗以补虚为主。

偏头痛是反复发作的阵发性半侧头痛,是常见的血管性头痛,是由于颅血管收缩功能变化而引起的头痛,呈现与脉搏一致的搏动性痛或胀痛。这种神经性疾病,医学上称之为神经性头痛。

神经性头痛又分为三大类,就是功能性头痛、血管性头痛和紧张性头痛。

患有偏头痛将影响人的生活工作,最直接的就是影响睡眠,没有几个头痛患者睡眠是好的,轻者入睡困难,重者整宿难眠。

哪些因素容易诱发偏头痛呢?从个人习惯上说,精神心理压力大、情绪抑郁或情绪变化剧烈,饮食不当,过度锻炼,睡眠不规律等都是偏头痛的诱发因素。另外,内分泌与代谢、药物、气候等因素也可能诱发偏头痛。风、寒、湿、热等气候及剧烈的天气变化易诱发偏头痛,湿热易使人情绪波动、烦躁、食欲减退,导致气血运行障碍,而引发偏头痛;风寒易损伤人体阳气,引起经脉闭阻,从而引发偏头痛。

此外,高温季节或运动劳作后,许多人满头大汗的,爱用冷水洗头,这样做很容易造成血管功能障碍。人颅内的动脉血管对疼痛是非常敏感的。因为头部出汗时血管扩张,如果用冷水冲洗,有可能引起颅内血管功能异常，会有头发晕、眼发黑和呕吐的现象，严重的还可能引起颅内出血，所以在大运动量后一定要用温水冲洗。

偏头痛重在预防，如果有不适马上采取措施，往往可以将发作消灭在萌芽状态之中。中医所说，通则不痛，痛则不通。只要是开始有头痛的感觉，这个时候就是部分血管开始"堵车"了，是血管收缩的前奏，开始不通了。这时尽量采用物理方法，如使用热毛巾热敷，一定是自己觉得舒服的温度。如果头痛已经开始发作了，这就是部分血管已经开始膨胀，过度舒张了，这时应使用冷毛巾冷敷。偏头痛发作非常激烈时，中药复方丹参片、速效救心丸是一种安全有效的血管扩张药物，通常在发作之前服用，可以使得大部分预感消失，或者缓解。

预防偏头痛还要注意生活规律，避免过度疲劳、压力过大、防治亚健康状态等。找出头痛诱发的因素，并尽可能避免。如避免某些食物，保持规律的作息时间、规律饮食。忌食含高酪胺（如咖啡，巧克力等）、动物脂肪、酒精饮料等容易引起偏头痛的食物。

第八章　肾好才能打胜仗

肾有藏精、主生长、发育、生殖、主水液代谢等功能，被称为"先天之本"。肾脏就是我们生命的根本，只要保养好肾脏，就好像有了茁壮的根和主枝干，叶子想要不茂盛都难。

肾脏病发病率高，而且早期可无症状。民警工作环境的特殊性，使实际知晓自己病情并进行治疗者很少，而发现肾脏病时病情已发展严重，多数患者只能在痛苦中挣扎，饱受疾病折磨。

肾脏在我们腹部内脏的最底端，如果肾精充足，则肾脏的热量和能量都能够向上不停地滋养温暖脾脏、肝脏，因此五脏六腑都能够有一个良好的生存环境，可更好地生长，汲取营养，身体因此才能够强壮。但是如果最底端的肾脏虚弱的话，则身体内脏就会变成摇摇欲坠的树叶，努力挣扎不要掉下去就是存在的全部意义，根本就无力去谈什么生机勃勃。

62. 肾盂肾炎和肾炎是同一种病吗?

问: 在我们民警当中, 大家可能对肾盂肾炎的危害还不是很了解, 因此忽视治疗的现象时有发生, 一些人在身体高热、寒战的状态下也只是简单地休息一下, 之后马上又坚守在自己的岗位上。请问王医师, 您能谈谈肾盂肾炎的危害吗? 有哪些治疗方法呢?

答: 在肾病当中, 最常见的就是肾炎, 很多人会误以为肾炎其实就是肾盂肾炎的简称, 同样一听到肾盂肾炎, 就以为说的就是肾炎。其实这种想法是不对的, 如果肾盂肾炎患者不及时治疗可能会造成肾盂肾盏的坏死和病变, 可以说肾盂肾炎是比较严重的泌尿系统感染。

肾炎属"水肿"范畴, 而肾盂肾炎属于"热淋""血淋""劳淋"等范畴。其发生与发展都与正虚邪实有关, 正虚为本, 邪实为标, 是一种虚实夹杂的疾病。正虚主要表现在肺、脾、肾三脏, 其中以脾肾亏虚最常见; 邪实主要以湿、热、瘀、毒为主。若湿热困于腰部, 可致筋脉弛缓, 经气不通, 表现出腰痛。若热邪盛于下焦, 脉络受损, 血渗膀胱, 则可导致血尿。脾虚而后天之本不充, 日久及肾, 肾虚温煦滋养失职, 必使脾气匮乏, 两者常相互为患, 不能截然分开。无论外邪伤及脏腑或脏腑本身虚损, 均可致肺、脾、肾三脏功能障碍。

肾盂肾炎是女性的多发病, 因此女性民警尤其要注意, 而出现肾盂肾炎的病因有很多, 并不单是由于个人卫生做得不好, 最常见的病因就是由于患者出现感染的情况, 进而导致肾脏的肾盂部位也出现了感染, 引发了病情。有些患者患有膀胱炎, 而患者的病情又没有得到有效的控制, 那么非常容易引发肾盂肾炎。

肾盂肾炎的治疗固然重要, 因为好的治疗可以保证疾病好得快一点, 但有效预防以及有一个好的护理也是十分必要的。任何一种疾病都应该做好日常预防, 这有助于患者的康复。首先肾盂肾炎病人要增强体质, 提高机体的防御能力, 消除各种诱发因素如糖尿病、肾结石及尿路梗阻等。其次积极寻找并去除炎性病灶, 如男性的前列腺炎，女性的尿道旁腺炎、阴道炎及宫颈炎。

为了防止肾盂肾炎患者出现治疗后再次复发的情况，还应注意外阴及尿道口的清洁卫生，要勤换内裤，特别是在妇女月经期、机体抵抗力下降时，如不注意外阴的清洁卫生，细菌很可能会通过尿道进入膀胱，并由膀胱、输尿管逆流的动力入肾盂，然后再侵及实质，形成泌尿系统的感染。

在饮食方面需高热量、高维生素、半流质或容易消化的普通饮食，锻炼身体增强体质提高机体对疾病的抵抗能力。女性患者急性期治愈后，一年以内应注意避孕，禁用盆浴，以免浴水逆流入膀胱，引起感染。

63. 患有肾结石的人如何科学地喝水？

问： 我患有肾结石，但基本上没什么症状，自己也是在一次体检中才知道的。请问肾结石是否没有什么明显症状，要如何才能知道自己患上该疾病呢？肾结石是不是一定需要开刀治疗才能彻底治愈？

答： 肾结石为泌尿系统常见病、多发病，多发生于青壮年，男性发病多于女性，大部分肾结石患者有不同程度的腰痛。结石较大，移动度很小时，表现为腰部酸胀不适，或在身体活动增加时有隐痛或钝痛。较小结石引发的绞痛，常骤然发生腰腹部刀割样剧烈疼痛，呈阵发性。

肾结石属中医"淋症"范畴，多由湿热下注，化火伤阴，煎熬体液，凝结而成沙石。常以小便排出沙石为主证，故称之为"石淋"。

肾结石的患者大多没有症状，除非肾结石从肾脏掉落到输尿管造成输尿管的阻塞，常见的症状有腰腹部绞痛、恶心、呕吐、烦躁不安、腹胀、血尿等，如果合并尿路感染，也可能出现畏寒发热等现象。

对于肾结石的治疗，大家都知道要多喝水，有利于结石的排出。其实治疗肾结石并不仅全靠多喝水，而且喝水也得讲究，否则效果会适得其反。因为肾结石患者到底该不该多饮水，应视结石的大小而定，结石较小的患者可通过多饮水来增加尿量，促使小的结石排出，同时可稀释尿液防止结石的形成，并能延缓结石增长速度。但当结石直径超过 1 厘米，并对泌尿系统造成较大的压力、甚至引起病人肾积水时，就千万不能盲目多喝水了。不然的话，增加的尿量会加重泌尿系统的梗阻，加剧肾积水，后果就更严重了。

除了喝水，夏季饮食需少盐，并限制蛋白质摄入量，宜多食用新鲜蔬菜和水果。五谷类应以细粮为主；青菜水果可多食用；鸡蛋和牛奶可适当摄入。建议采用碱性饮食。同时忌用的食品有动物内脏及家禽、肉类、鱼类、甲壳动物。

少饮酒，饮酒可增加尿酸水平，酒后还易引起尿液浓缩，加速结石的形成。

64. 急性肾衰怎么办?

问：我是一名刑警，去年为抓一个在逃人员在深山里"潜伏"了好几天，由于人烟稀少，吃饭都是靠自己在树林寻找食物解决，因此不慎误食了毒蘑菇中毒，呕吐头疼无力。后经入院抢救发现得了急性肾功能衰竭。请问王医师，这个病严重吗？今后我该如何调养？

答：急性肾衰竭是指肾小球滤过率突然或持续下降，引起氮质废物体内潴留，水、电解质和酸碱平衡紊乱，所导致各系统并发症的临床综合征。中医学将"急性肾衰"归属于"癃闭""关格"范畴等。病因多为六淫疫毒、饮食不当、意外伤害、药毒伤肾，该病病位在肾，涉及肺、脾、胃、三焦、膀胱。初期主要为火热、湿毒、瘀浊之邪壅滞三焦，水道不利，以实证居多，后期以脏腑虚损为主。

急性肾功能衰竭是继发于休克、创伤、严重感染、溶血和中毒等病因的急性肾实质损害的总称。肾衰竭对患者的全身多系统几乎都会产生一定的危害，包括患者的心、肝、脾、肺、肾以及骨骼和皮肤都是会受到影响。还会对病人消化系统造成伤害，使患者食欲不振、上腹不适以及恶心、呕吐等一系列肾衰竭的症状，同时还会出现精神不振、乏力、头晕、记忆力减退。

因此，要保护好肾，必须改掉生活中的一些不良行为和饮食方式，不能吃得太咸，喝水太少，不能用饮料代替开水，还有不能滥用药物、经常憋尿和吸烟。肾衰竭是各种慢性肾脏疾病发展到后期引起的肾功能部分或全部丧失的病理状态，它是可以预防的，在生活中只要预防肾脏不受到伤害，就可以预防肾衰竭的发生。有资料表明，20%～50%的急性肾功能衰竭是由药物引起，还有部分因接触有害物质所致，患者应尽量避免使用和接触对肾脏有毒害的药物或毒物。患者平素起居应饮食有节，讲究卫生，养成良好的生活习惯来避免外邪侵袭，尤其在传染病流行的季节和地区更应加强预防措施。

预防肾衰竭应采取防治结合，一旦有诱发急性肾功能衰竭的原发病发生，应及早治疗，注意扩充血容量，纠正水、电解质紊乱及酸碱失衡，恢复循环功能。若发现本病的倾向发生，应早期采取措施，补充血容量，增加心排血量，恢复肾灌流量及肾小球滤过率，排除清除肾小管内梗阻物，防治感染，防止肾缺血引起的肾实质的损害。

65. 如何预防尿毒症？

问：我们派出所有位民警之前有恶心、呕吐、腹泻等状况，没当回事，后来他发现下肢灼痛难忍，去医院查出患了尿毒症。请问王医师，这种疾病应该如何治疗和预防呢？

答：慢性肾衰的终末期即为人们常说的尿毒症。尿毒症属中医的"肾厥""关格""水毒证""水肿"等范畴，其机理主要由于外邪侵袭，日久缠绵不愈，使肾之脉络郁闭，导致气化不行，气血不得宣通，肾失去主水功能，遂成水肿之证。

尿毒症患者最早的感觉不适是不想吃饭、肚子不舒服，之后出现恶心、呕吐、口腔溃烂、嘴里有一股尿臭味，甚至出现消化道大出血。随着病情发展，患者感觉疲乏、精神萎靡、头晕、头痛、记忆力下降、四肢发麻、皮肤发痒等，晚期患者还会出现嗜睡、烦躁、抽搐、昏迷等症状。另外，尿毒症的患者抵抗力降低，极易发生感染，尤其以肺部、泌尿系的感染最为多见，而感染可进一步加重病情，可谓雪上加霜。

对尿毒症的患者而言，因肾功能受到破坏，食物在吃进体内后，所产生的毒素及废物，无法正常排出体外，因此在饮食上就必需特别注意，做到"四限一取"，即限制蛋白质、限制钠、限制钾、限制磷、摄取水分。未洗肾的患者，因肾脏无法将蛋白质代谢后产生的废物排出，使肾衰竭的状况更加严重，因此建议减少蛋白质的摄入量；但是若有洗肾时，则须注意，在洗肾时会造成体内蛋白质的流失，所以必须配合营养师的建议，以维持身体所需。喝水也得注意，若摄取过多的水分，肾脏无法将其排除时，就会发生水肿或引起心肺衰竭，因此水分的控制是相当重要的。

尿毒症的根本原因在于肾元不足（包括肾之精气阴阳亏虚），水湿浊毒潴留。因此，维护肾元是治疗尿毒症的根本，另外还可从控制血压、节制饮食等方面入手治疗。需要说明的是，对于尿毒症，饮食治疗虽然是最基本的治疗措施，但不能盲目进补，需遵从医嘱。

第九章　预防传染　筑建身体"防护墙"

警察职业是一项有着"职业暴露"危险的职业，因职业原因而暴露于许多危险因素中，传染病就是诸多危险因素之一，对民警身体健康或危及生命形成潜在危协。

中医对传染病防治的基本理论可以概括为两句话，即正气内存邪不可干和扶正祛邪。什么是正气内存？就是体内的阴阳（包括水火）处处都处于平衡状态，生理运行处于正常、畅通状态。什么是邪气？病毒、细菌就是邪气，但还不止这些，气候的不正常即风、寒、暑、湿、燥、热（火）等六淫也属于邪气。比如说流感来了，主要的首先不是流感病毒的作用，而是人体先受了寒，伤了正气，才受到流感病毒的侵袭。

对于多数人来说，空气污染严重或流感等传染病盛行时，可以减少户外停留时间，但民警没有选择：天气情况越是恶劣，交通状况越是复杂，交警的责任和任务就越重；传染病盛行，保护群众生命财产安全之弦不能松。而像刑侦、监管等一线民警，工作环境艰苦、工作危险性大，甚至可能接触患传染病的犯罪嫌疑人，以及污染源、有害气体、粉尘等。

因此，警察在日常生活中尤其需要预防传染，为身体筑起"防护墙"，以健康之躯为人民的生命财产保驾护航。

66. 流感和感冒有何区别?

问: 在生活中,很多人对流感都是谈"流"色变。请问王医师,感冒和流行性感冒有区别吗?为什么人们对流行性感冒要担心害怕得多呢?应该如何预防流感?

答: 老百姓所说的"感冒"实际上是指"普通感冒"和"流行性感冒",必须指出的是"流行性感冒"并不是流行起来的"感冒",它们是两种完全不同的疾病。"普通感冒"主要是上呼吸道感染,而流行性感冒(流感)是流感病毒引起的急性呼吸道感染,也是一种传染性强、传播速度快的疾病。其主要通过空气中的飞沫、人与人之间的接触或与被污染物品的接触传播。

流感基本上可以理解为中医所谓的"时疫",是中国古代历史上对流行性传染病的统称,它是由各种致病性微生物或病原体引发的传染性疾病。中医称为"外感""外邪",一旦胜过了人体的正气,人就得病,如果流行的规模够大,那就是"时疫"。

流感的传染性很强,具有"变异"特性,不断产生新的亚型,易感者众多,常容易造成暴发性流行或世界性大流行。即使是患过流感的人,当下次再遇上流感,他仍然会感染,所以流感容易引起暴发性流行。一般在冬春季流行的机会较多。普通感冒较流行性感冒传染性要弱得多,一般人在受凉、淋雨、过度疲劳后,因抵抗力下降,才容易得病。所以普通感冒往往是个别出现,很少像流行性感冒流行时,病人成批出现。特别是春季,由寒转暖的天气和逐渐加大的空气湿度,给各种致病的细菌、病毒在呼吸道的生长创造了条件,流感、肺炎等疾病常易发生。

流感既然传染性强,那该如何预防保健呢?首先应注意个人卫生,勤洗脸、勤洗手、常泡脚。因为流感病毒虽然是经飞沫空气传播,但病人的手如果接触了自身的唾沫、鼻涕等,又去接触其他东西,很容易污染被接触的东西,当其他人再去接触这些东西时,就很容易被传染上。生活中除了注射流感疫苗外,大家不妨可以试试下面几种常用的预防保健方法：

盐水漱口： 用淡盐水来漱口，用以清除口腔里的大量病菌，是非常有效地预防方法。当然，如果没有淡盐水，用清水漱口同样可以保护我们不受到侵袭。仰着头，在口里含着漱口水，使盐水充分冲洗咽部，这样的效果最佳。

热水泡脚： 在冬季抵御感冒病毒的战斗中，我们还可以选择一种非常舒服的方法，那就是泡脚。脚上有着连接身体各个部位的经络，是人体的第二心脏，因此，脚暖和了身体自然也就暖和了。在泡脚的时候，应选择较热的水，（注：糖尿病人切记不可选择过热的水泡脚，以免加重病情）泡 15 ～ 20 分钟即可。在泡的时候如果条件允许，最好再对脚部加以按摩，就更加能够促进血液循环，预防感冒。

按摩： 这里说的按摩不是专业的按摩，而是用我们的两只手手掌对搓，待掌心热后按摩身体的一些易感部位。比如鼻梁两侧、脸颊、耳朵，等等。坚持一段时间的按摩就能够充分预防感冒。

另外，在流感流行的季节，少去人群密集的公共场所，避免感染流感病毒，每周用艾叶烟熏房间一两次，能使各种常见的致病细菌、病毒及真菌的数量显著减少，从而有效地预防各种呼吸道传染病的发生。

67. 如何预防细菌性痢疾？

问： 出差由于时间紧，也出于经济方面考虑，一般我都是在路边小摊随便吃点，没想到出差途中突然发热、畏冷，同时有下腹部阵发性疼痛和腹泻，每天上十余次厕所，后经医院检查是细菌性痢疾。请问王医师，今后这种疾病如何预防呢？

答： 细菌性痢疾简称菌痢，是一种常见肠道传染病，临床上以发热、腹痛、腹泻、里急后重及黏液脓血便为特征。病情有急性和慢性之分，由于急性非典型菌痢症状轻或不典型，有时仅排稀便、水样便或黏液便，故常被误诊为"肠炎"或"消化不良"而被漏诊。

细菌性痢疾属中医"痢疾"范畴。其病因病理为外感时邪疫毒，侵入肠胃，湿热郁蒸，腑气壅阻，气血阻滞，结化为脓血。常见有湿热痢、疫毒痢，若素有寒湿壅塞肠中，肠中气机受阻，使气滞血瘀，而成寒湿痢；由于饮食不节，或食不洁之物，湿热内郁不清，又易伤及阴血，而成虚热痢；迁延日久，脾气虚弱，或阳气虚惫，则发展为虚寒痢。

细菌性痢疾的治疗不能以有无症状作为停止治疗的标准，应以肠道内病变是否痊愈作为停药的根据。治疗过程应反复查大便及做大便培养。如果药量不足、疗程不够长、治疗不彻底，则可能转变成慢性痢疾。慢性痢疾可以经久不愈，也可反复急性发作，经常腹痛、腹胀、腹泻、排黏液脓血便，严重影响身体健康，并长期成为传染源，所以要抓紧在急性期治疗以达到完全治愈。

为预防细菌性痢疾的发生必须注意饮食卫生和个人卫生。喝开水不喝生水，饭前便后要洗手，注意食品必须新鲜，不吃变质、腐烂、过夜的食物，存放在冰箱的熟食和生食不能过久，熟食吃前应再次加热。做到生熟分开，防止苍蝇叮爬食物；生吃的食品及水果要清洗干净，最好再用开水洗烫。不要暴饮暴食，以免胃肠道抵抗力降低。

68. 如何预防病毒性肝炎？

问：前不久我同事感到身体不太舒服，精神差，老爱打瞌睡，不愿意吃东西，尤其是油腻的东西，身体乏力，右上胸部感觉隐隐疼，去医院检查后医生说是病毒性肝炎，为此，我很担心自己会被传染。请问王医师，病毒性肝炎的传播途径有哪些？有什么危害呢？

答：病毒性肝炎是由多种不同肝炎病毒引起的一组以肝损害为主的传染病，其危害性很大，临床上以食欲减退、恶心、上腹部不适、肝区痛、乏力为主要表现。其中危害最大的是乙型肝炎，感染后可以成为无症状病毒携带者，而这些携带者中的一部分能发展成急、慢性乙型肝炎、肝硬化或肝癌。

肝属五脏之一，位于胁部，其主要生理功能是藏血，主疏泄，主筋华爪，开窍于目，与胆相表里。西医的"肝"则明确是位于上腹部的一个独立器官，具有多种代谢以及分泌、排泄、生物转化等方面的功能；中医的"肝"则是一个系统，除了西医所讲的肝以外，还包括胆及与肝相关的经脉。中医"肝"的生理、病理涵盖面也大于西医的"肝"。

祖国医学虽无"病毒性肝炎"的病名，但有关黄疸、胁痛、积聚、鼓胀、肝瘟等病证的记载与病毒性肝炎颇为类似。现代中医学认为病毒性肝炎更接近于传统医学记载的"肝瘟"，有关"肝瘟"的记载始于《内经》，明末清初的温病学家吴又可的《瘟疫论》中指出"夫瘟疫之为病，非风寒非暑非湿，乃天地间别有一种异气所感"等与现代医学中肝炎病毒的传染性特点相符。故不少医家认为病毒性肝炎的根本原因是感染某种专一的瘟疫毒邪，又兼夹其他邪气，如湿热瘀等相兼为患。感受不同的瘟疫邪毒，导致各种不同的病毒性肝炎。

不同类型的病毒性肝炎传播途径是不同的。

（1）甲型肝炎病毒主要从肠道排出，主要是经由受甲型肝炎病毒污染的饮食和生水而感染，冬春季多见，可造成大流行，但甲型病毒性肝炎患者不转为慢性或病毒携带状态。

（2）乙型肝炎病毒可通过各种体液排至体外，主要通过母婴、血液、性接触传播，而直接成为慢性病毒性肝炎或乙肝病毒携带者。

（3）丙型肝炎病毒主要通过输血而引起。丙型病毒性肝炎传播途径与乙肝相同，虽然感染者相对较少，但丙型病毒性肝炎后果很严重，更容易转为慢性、肝硬化、肝癌，且没有预防疫苗。

（4）丁型肝炎传播途径与乙型肝炎基本相同，静脉注射禁品、男性同性恋和经常应用血制品或肾透析患者，为本病的高危人群。

（5）戊型肝炎主要通过被污染水源，经粪—口途径而感染。

另外，病毒性肝炎在日常中常见的传播途径还需注意以下几点：比如穿耳洞没消毒容易传染乙肝，输血易感染丙肝，而感染乙肝的人也容易得丁肝。病毒性肝炎的预防主要应从管理传染源、切断传播途径以及保护易感人群三方面着手。在生活中注意不要同病人在一个床上睡眠，将病人的被、褥、衣物等生活用具分开整理，并进行消毒。提倡用流动水洗手，不使用他人生活用具，搞好个人卫生。甲、戊型肝炎重点防止粪-口传播，加强水源保护并注意食品及个人卫生。乙、丙、丁型肝炎重点在于防止通过血液、体液传播。

肝病患者多食蔬菜、水果，以补充足够的维生素和纤维素，也助于促进消化功能。注意进食过饱常导致消化不良，加重肝脏负担，吃饭八成饱最好，切忌暴饮暴食。炒菜应清淡，少放油，少食生冷、刺激性食品，戒烟戒酒。多食用五谷杂粮等含淀粉类食品以及各种水果类、蜂蜜等，可补充日常生活所需热量、增进肝脏的解毒功能。

69. 如何防范职业暴露感染 HIV？

问：我是一名缉毒警察，经常出现在暴力事件现场，上个月在办案过程中一位同事被一名艾滋病病毒感染患者咬了一口，好在仅在同事手臂上留下一圈牙印，并未造成皮肤破裂、流血等，经处理后基本排除被感染风险。请问如果咬破出血该如何处理？

答：在职业暴露史上，最早报道的是通过破损皮肤接触血液传播 HIV。作为工作在一线的民警，经常在暴力事件现场，要避免直接接触艾滋病患者的血液。

发生职业暴露的话，应首先做好暴露后的局部处理措施。正确做法是用肥皂液和流动水清洗污染的皮肤，用生理盐水冲洗黏膜。如有伤口，应当在伤口旁端轻轻挤压，尽可能挤出损伤处的血液，再用肥皂液和流动水冲洗，禁止进行伤口的局部挤压。受伤部位的伤口冲洗后，应当用 75% 酒精或者 0.5% 碘伏消毒创面，然后包扎伤口。

局部处理后，应该立即向相关部门进行事故报告，报告越早越好，不要超过 24 小时，以便获得及时的暴露后处理。其中 HIV 职业暴露后 2 小时内服药效果最好，预防性用药疗程为 28 天。专家提醒，职业暴露后 HIV 感染发生的可能性非常低，但仍应该继续观察 6 个月，如 6 个月后仍未出现阳转，可排除职业暴露后 HIV 感染。

第十章　打掉肿瘤　留住健康

面对恶性肿瘤，有的人谈瘤变色，有的人则坦然面对。警察也是普通人，也有可能患肿瘤。我国早在公元前 2000 年的殷周甲骨文上就有"瘤"的病名记载，之后的《周礼》上载有"肿疡"，目前在日本、朝鲜和韩国，仍用"肿疡"表示肿瘤。按照中医理论，生肿瘤是要有条件的。首先需要三阴体质，也就是虚寒性体质。虚寒体质之人如果感受了风寒湿等阴邪，因为正气不足，或者七情内伤，或者错误的治疗，导致阴邪内伏于三阴层次。久之，机体阴寒内盛，阴邪聚痰夹瘀而成肿块，发为肿瘤。所以说，肿瘤是内外因共同作用而引起的疾病。

肿瘤是全身性疾病的反映，并非一朝一夕就能形成。只要在平时注意预防疾病、增强体质，我们完全有可能在肿瘤形成初期就将其"扼杀"，留住警察的健康。

70. 胃病患者如何预防胃癌？

问：上周，社区民警老王被查出患胃癌，他是老胃病患者。因为工作原因，我们好几个民警都有胃病。请问王医师，胃病患者该如何预防胃癌？

答：在消化道肿瘤中，胃癌的发病率高居榜首，即使在整个恶性肿瘤的"排行榜"上，胃癌也名列前茅。胃癌是胃上皮来源的恶性肿瘤，胃溃疡、慢性胃炎、胃息肉等胃病都可能导致胃癌的发生。多数胃癌患者发病初期都有胃部疼痛的症状，出现食欲减退、消瘦、乏力，或食后饱胀感并伴有轻度恶心的症状。平日无胃病的老年人，一旦出现黑便尤应警惕胃癌的发生。患者如出现腹泻、便秘、胃下部不适、按压上腹有深压痛及轻度肌紧张等症状，也可视为胃癌的早期信号，应及早进行全面检查。

中医治疗胃癌在我国已有很久的历史，最早可追溯到《黄帝内经》。如《素问》指出："胃脘当心而痛，上支两胁，甚则呕吐，膈咽不通。"中医治疗胃癌的辨证基础主要在于分清虚实关系，虚是以脾胃气虚为主，还是以胃阴不足为主，脾虚是否及肾等；实则要分清食积、气结、热蕴、痰凝、血瘀何者为患，还是协同为患。

一般来说，感染幽门螺杆菌、慢性萎缩性胃炎、胃溃疡、胃息肉、胃部分切除者，以及长期酗酒及吸烟、饮食习惯不良（三餐不规律进食，食物过烫过辣，喜欢腌熏烧、高盐饮食，少食新鲜蔬菜等），有胃癌或消化系统肿瘤家族的人群都是胃癌高危人群。

胃癌病在胃，但与脾、肝、肾有密切关系，胃癌的初期多为"肝胃不和，脾胃气滞"，然后才"痰浊内生，血滞成瘀，痰瘀互结，日久成积"，因此胃病一定要及时治疗，尤其是患萎缩性胃炎、胃溃疡、胃多发性腺瘤性息肉的人，必须积极治疗，消除癌前病变，预防胃癌的发生。

胃癌的发生是循序渐进的，一般由癌前病变发展而来，多数是不规律饮食和生活习惯长期作用的结果，所以生活中要加强预防，尤其是胃病患者。

首先要养成良好的饮食习惯，若饮食不定时定量、暴饮暴食、进食过快过烫，对胃都是一个损伤性的刺激。同时，食盐摄入量大，进餐时好生闷气与胃癌也有关系。不要长期食用霉变粮食、霉变食品、咸菜、烟熏及腌制鱼肉，过多摄入食盐，可增加胃癌的危险。这些食物中含有高浓度的硝酸盐，易被机体吸收，在胃内被细菌的还原酶转变成亚硝酸盐，再与胺结合成致癌的亚硝酸胺。

其次要多吃含维生素 A、B、E 的新鲜蔬菜和水果，适当加强蛋白质摄入，以利保护胃黏膜。

71. 乙肝患者如何预防肝癌？

问：不久前我不慎感染了乙肝，现已经发展为大三阳，我担心会发展为肝癌。请问王医师，要预防肝癌，我在平时生活中该需要注意哪些问题？

答：乙肝患者、长期饮酒者容易引发肝癌。肝癌病因不外乎内、外两个方面，内因主要是劳倦伤脾致脾不健运，或情志抑郁致肝失疏泄。外因主要是湿、热、毒邪内侵肝胆脾胃，或过嗜烟酒化湿生热蕴毒，结于肝胆脾胃。

肝癌即肝脏恶性肿瘤，是外科疾病中的常见病和多发病，肝脏恶性肿瘤可分为原发性和继发性两大类。原发性肝脏恶性肿瘤起源于肝脏的上皮或间叶组织，前者称为原发性肝癌，是我国高发的，危害极大的恶性肿瘤；后者称为肉瘤，与原发性肝癌相比较为少见。

肝癌的症状在早期不明显，甚至患病后较长时间可能毫无知觉。待病情发展到一定程度，才会逐步产生肝区疼痛、食欲下降、疲乏无力、日渐消瘦等症状。

要预防肝癌，首先要有良好的心态应对压力，劳逸结合，不要过度疲劳，这也是预防肝癌的第一要素。同时养成良好的生活习惯，戒烟限酒，多吃一些绿色有机食品，以及胡萝卜、柑橘，常喝绿茶，吃奶制品和莴笋、芦笋。

不吃霉变物质，少吃腌菜等，防止病从口入。

日常加强体育锻炼，增强体质，多在阳光下运动，多出汗可将体内酸性物质随汗液排出体外，避免形成酸性体质。

72. 日常饮食如何预防食管癌?

问：我是名治安民警，大部分时间在户外工作，早晚天气冷，尤其是冬天，我都会用保温壶泡一壶滚烫的热茶喝，日常也比较喜欢吃火锅。可最近看到一篇报道说，我这样的行为容易得食道癌。请问王医师，食道癌的早期症状有哪些？如何预防？

答：食管癌是常见的消化道肿瘤，其典型的症状为进行性咽下困难，先是难咽干的食物，继而是半流质食物，最后水和唾液也不能咽下。

食管癌好发生于食道颈、胸、腹段，其症状与病程的长短有直接的联系，食管癌的危害会使得患者吞咽食物时感到不适，有吞咽噎感、吞咽痛等症状。同时还会容易引起食道痉挛，进而出现恶心、呕吐、疼痛和胀麻感。

食管癌属于中医学的"噎膈""反胃"范畴，是临床上常见的恶性肿瘤，预后差。病机之根本为阳气虚弱，机体功能下降，关于食管癌的证型各有不同，用药亦随之而异。

经常喝热茶、烫粥、吃火锅的确容易诱发食管癌，这是因为食道黏膜不断受到高温食物刺激所致。需要提醒的是，很多人以为喝酒伤肝、抽烟伤肺，其实烟酒的危害不仅仅局限在肝、肺，如果每天烟酒不离身，也是非常容易患食管癌的。因为酒精，特别是一些高度白酒，会直接导致食道黏膜出现烧伤现象，长此以往，反复刺激下，食管癌自然就会随之而至。此外，香烟中的尼古丁可使乙醇对大脑以及肝脏、心脏产生更多的毒害。同时，酒精是一种有机溶剂，能溶解香烟中的致癌物并一起吞下，造成对食管壁的强烈刺激，很容易导致食管癌发生。

当然"冰冻三尺，非一日之寒"，食管癌的发生发展不是朝夕之事，它的发生跟人们的生活习惯有着密切的联系，在日常生活中应当注意以下几点：

（1）不蹲食。因蹲着饮食时腹腔内压力增加，食物通过贲门进入胃的时候必然受阻，食管就要增加蠕动和压力来输送食团。食物与食管产生的摩擦力加重食管壁的损伤，容易癌变。

（2）不食久存食品，少吃腌菜。发霉的粮食可产生毒素，腌菜中含有大量的亚硝胺类物质，这些物质都有较强的致癌作用。要尽可能不吃久存变质的食品、腌制的肉食品和腌菜等。

（3）不要吃过烫的食物和过于粗糙的食物。过于热烫、粗糙的食物在通过食管、接触黏膜上皮时，会烫伤食管黏膜上皮，使黏膜上皮发生破损、溃烂、出血等病变。

（4）避免进食过快。吃饭菜速度不要过快，避免误吞鱼刺、禽畜肉骨头等，硬性的骨、刺会刺破食管壁，创口一时难愈，日久天长易导致食管病变，不要过量饮烈性酒以减轻对食管黏膜的刺激。

（5）营养不良，易得食管癌。尤其是年轻人，饥一顿饱一顿，经常吃些垃圾食品，总是不吃饭反而去吃泡面。

另外，在日常生活中，要多吃蔬菜水果，以及其他富含微量元素的食物如黑豆、黄豆、小米以及坚果等食物，养成良好的生活作息习惯，吃东西细嚼慢咽，多摄入植物蛋白，这样才能更好地预防食管癌，保持健康的生活。

73. 日常生活如何预防肠癌？

问：我是名铁路部门的治安警察，经常出差在外，生活无规律、饮食无规律。前段时间出现了腹泻，后来出现血便，因为有个同事之前患了肠癌，好像也是便血发现的，我非常担心，就到医院检查，还好是痔疮引起的便血。请问王医师，肠癌的早期症状有哪些？日常生活中如何预防肠癌？

答：肠癌早期症状主要是大便习惯改变，大便次数增多，腹泻或大便不畅，大便中带有黏液或血液。随病情发展，便时可伴腹痛，晚期因癌肿转移至不同部位而出现肝肿大、黄疸、骶尾部持续性疼痛，排尿不畅等。

肠癌与传统中医中"症瘕""积聚""脏毒""肠覃""锁肛痔"

等疾病描述相似。中医对肠癌的认识可以追溯到 2000 多年前，那时就已经对其病因病机进行过详细的描述，认为本病的病因为饮食不节、忧思抑郁、久泻久痢、劳倦体虚、感受外邪、湿毒蕴结等因素引起，诸因素致脾胃受损，水谷精微不能运化，输布不利，以致湿浊内生。

一般来说，肠癌的常见病因有遗传因素、饮食因素、环境因素以及某种肠道疾病的因素，有研究表明，饮食结构不合理导致的肠癌患者占 20% 左右，仅次于慢性大肠炎症。

需要注意的是，在现实生活中，由于肠癌早期症状不明显，容易被人们混淆，从而失去治疗的最好时机。症状与肠癌易混淆的疾病主要有几种，如痔疮、肛裂、肠息肉、痢疾、胃溃疡、结肠炎等。它们都因大便带血而容易与肠癌相混，造成迷惑。

日常生活中预防肠癌的要点是：一成不变的饮食内容是肠癌的一个诱因，各种食物往往含有不同的致癌物与抗癌物，配餐时品种多样或经常调换，可减少癌变隐患。所以我们要经常食用五谷、蔬果、奶和肉四大类食物，以摄足人体需要的养分，但具体品种应有所变化。比如，当你以玉米、山芋、豆类等富含粗纤维的食品为主食，食道、胃肠等消化道黏膜细胞易受磨损，需要蛋白质予以修复。如果食物中缺乏蛋白质，就有可能导致消化道上皮细胞分化异常而发生癌变。如果以肉类、乳类等富含脂肪的食品为主食，脂肪则易在胃肠、胰脏周围聚集，形成厚厚的脂肪膜，影响细胞分解，造成上皮细胞增生，时间一长同样易诱发癌症。这些都说明了建立正确的饮食习惯、调整膳食结构对护肠防癌的重要性。

因此，生活中少吃高蛋白、高脂肪、高热量、低纤维素食品，多吃新鲜食品、天然蔬果，少盐少油少肉，尽可能吃多种类的食物，不偏食等对预防肠癌是有益的。

适量的运动对预防肠癌也是有帮助的。因为运动可增加消化液分泌，促进消化，并能刺激结肠蠕动，减少粪便在肠道内潴留时间，促进排便，从而使脂肪分解物中的一些致癌物质与结肠黏膜的接触机会减少，便可使结肠癌发生的危险减少。

74. 鼻咽癌有哪些早期症状?

问: 我是一名巡警,前几个月,我发现鼻子无缘无故出血,后来发现鼻涕中也带血,而且伴有鼻塞,同事建议我去检查下,称有可能是鼻咽癌。请问王医师,有这么严重吗?鼻咽癌有哪些早期症状?

答: 鼻咽癌是指发生于鼻咽腔顶部和侧壁的恶性肿瘤,发病率为耳鼻咽喉恶性肿瘤之首,鼻咽癌因位置深藏而隐蔽,检查比较困难,早期一般会出现耳鸣、头晕、涕中带血等征兆,常被误认为感冒或鼻炎,很容易被忽略,建议你应尽早到医院检查确诊,以防误诊或漏诊。

鼻咽癌在中医临床中属于"鼻渊""真头痛""石上疽""失荣"等范畴,常见的致病因素有环境、饮食、遗传以及 EB 病毒感染。先天不足,正气虚弱,或情志不遂,饮食不洁,使脏腑功能失调,邪毒乘虚而入,都可能凝结而成癌肿。

鼻咽癌鼻塞一般开始为一侧鼻塞,随着肿瘤的不断增大,鼻中隔被挤向对侧而出现双侧鼻塞,呈进行性、持续性。如果有家族史,且持续出现鼻塞或鼻出血症状,应高度警惕。另外,约 3/4 的鼻咽癌患者有鼻涕带血的症状,多数人是在清晨洗漱时发现,这是典型的鼻咽癌早期表现。

鼻咽癌的饮食调理也是中医治疗鼻咽癌的一部分,鼻咽癌宜多吃蔬菜、水果,少吃或不吃咸鱼、咸菜、熏肉、腊肉等含有亚硝胺的食物,不宜食用辛燥刺激食品,不宜过量饮酒。尤其鼻咽癌放化疗期间的患者,常出现口燥咽干、食欲不振、恶心呕吐。中医认为此为气阴虚损、热毒炽盛,更应避免辛燥热毒刺激之品,饮食宜清淡,应选用容易消化、营养丰富、味道鲜美的食物。

75. 老烟枪如何预防肺癌?

问: 我是名刑警,经常熬夜加班,因为长期抽烟提神,导致烟瘤很大。家里有个亲戚得了肺癌，发现时已经是晚期了。我很担心，我长期抽烟是否易患肺癌？肺癌的早期症状有哪些？

答：大家都知道，吸烟是导致肺癌的高危因素，这是毋庸置疑的，所以建议你及时戒烟，同时劝阻周围同事也能戒烟，因为长期吸食二手烟也可能导致肺癌的发生。

临床上肺癌常见的症状之一就是"痰结"，发病主要认为是由于正气虚损，阴阳失调，使脏腑功能发生障碍，降低了机体抵抗能力，六淫之邪乘虚而入，一旦浸淫于肺，邪滞胸中，肺气抑郁，宣降失司，气滞血瘀，津液不布，聚而成痰，痰瘀胶结，日久而成肿瘤。

肺癌是一种常见的肺部恶性肿瘤，绝大多数肺癌起源于支气管黏膜上皮，是发病率和死亡率增长最快，对人群健康和生命威胁最大的恶性肿瘤之一。肺癌早期最常出现的症状包括：咳嗽，多为刺激性干咳，无痰或少量白黏痰；咯血，多为血丝痰或痰中带血；轻度胸闷，如累及壁层胸膜或直接侵犯胸壁时，可以引起该部位持续性疼痛。肺癌晚期常见的症状有胸痛、呼吸困难、气促，面、颈部水肿，声音嘶哑、食欲下降，等等。

肿瘤发生发展有一个过程，通常几年到十年以上，所以你不用太担心，但预防还是最重要的。除了要禁止和控制吸烟，还必须科学饮食。平时可以多食用富含维生素 A 的黄绿色果蔬，如西红柿、红薯、菠菜、青椒等。再者，微量元素硒可提高机体免疫力，硒元素摄入不足，也会增加肺癌发生的危险。虾、蟹、瘦肉、蛋、蘑菇、芝麻等食物中硒元素含量较高，可以适当摄入，但动物性食物不宜过多食用，否则不利于心脑血管健康。

76. 如何发现早期乳腺癌？

问：我是名女警，姐姐被查出患乳腺癌，我感到非常恐惧，因为我母亲也是死于乳腺癌，加上我日常工作压力大，在家里易发脾气，我很担心中招。请问王医师，如何预防和发现乳腺癌？

答：你的担心是有必要的，女性应该关爱自己、关爱乳房，定期检查，早发现早治疗，这是预防的关键。对乳腺癌的预防不能仅仅局限在有没有肿块，而是要查到早期的、零期的乳腺癌，这个时期可能根本就摸不到乳腺肿块，有可能是一种隐匿性的乳腺癌。

早期一旦发现原位癌，病人的生命完全可以改写。原位癌拿掉后，再复发转移的概率几乎为零。可一旦变成浸润性癌，就不一样了，不但要化疗，还要考虑五年生存率，因此最积极有效的预防措施就是早发现、早治疗。如果发现零级或隐匿性的乳腺癌，病人的预后就更加理想了。

触诊是最方便、最直接，也是最经济的检查方法。但如果肿块较小、位置较深，靠手就很难触及；对于尚未形成肿块的早期乳腺癌，也无法通过双手进行判断。钼靶检查是目前早期诊断乳腺癌最有效的方法，可以检测出其他检查发现不了的问题。

如果自己能摸到肿块，一定要详细判断。典型的恶性肿块，质地一般较硬，活动差，易与皮肤及周围组织发生粘连，皮肤上甚至出现酒窝征或橘皮征，这是非常典型的乳腺癌征象，要立即到医院做检查。

从中医角度来看，乳房位于肝经循行的部位，因此与肝经气血的通畅与否有着密不可分的联系。心情抑郁、脾气暴躁、思虑过度等情绪问题，都会使肝气郁结，引起血行不畅、津液停聚，长此以往气结血郁痰阻，就会导致乳腺增生、结节甚至乳腺癌的发生。

因此，预防乳腺癌发生，最重要的是要保持心情舒畅，消除紧张、焦虑、恐惧等不良情绪。

77. 甲状腺结节会癌变吗？

问：我是基层派出所的民警，近段时间，我吃东西吞咽时有不舒服的感觉，用手摸了下颈部发现好像有肿块。请问王医师，我是不是甲状腺结节呢？甲状腺结节会癌变吗？

答：甲状腺结节是最常见的甲状腺疾病，如果你发现颈部有手能触摸到的肿块或疙瘩，椭圆形或圆形，吞咽时有不舒服的感觉，那么就可能是患上了甲状腺结节。

甲状腺疾病，中医称"瘿病"，有瘿囊、瘿石和瘿瘤之分。瘿囊也就是我们常说的甲状腺囊肿，内含液体，质地较为柔软；瘿石与甲状腺癌相似，质地坚硬且固定、表面粗糙不平。甲状腺结节、甲状腺肿大以及缺碘引起的单纯性甲状腺肿大都可归入瘿瘤之列，质地介于瘿囊与瘿石之间。

在我国古代，瘿瘤是一种常见病，尤其在一些缺碘地区。宋代《圣济总录》说"石与泥则因山水饮食而得之"，说明古人已认识到瘿瘤的发生与地区的水质等有关。

至于瘿病的治疗，历代也积累了比较丰富的经验。唐代孙思邈在《备急千金要方》卷二十四里就提到用海藻、龙胆、海蛤、通草、昆布、矾石、松萝、麦曲、半夏治疗石瘿。医圣张仲景、华佗等历代中医均采用中药保守治疗瘿瘤。

得了甲状腺结节，很多人感觉就好像身体里面埋了个"定时炸弹"，动手术呢，下不了决心；不去管它呢，又怕恶变，非常纠结。

事实上，甲状腺结节病情发展有很多种可能性，没有必要怕得要命，但也不能掉以轻心。从临床统计来看，只有约5%～15%的甲状腺结节最后被确诊为甲状腺癌，大多数结节都是良性的，可以是结节性甲状腺肿，或是甲状腺腺瘤等，只要定期观察就可以了，有的甚至不需要治疗。

退一步说，即使真的确诊为甲状腺癌，恶性程度也不高，多半是甲状腺乳头状腺癌，这种癌越早手术预后越好，很多病人的存活率都能达到十年甚至二十年以上，因此不必过分担心。当然甲状腺未分化癌以及甲状腺鳞癌要除外。

甲状腺结节病人平时要留意这些信号：一旦新生结节或原有结节在短期内迅速增大，出现持续性的声音嘶哑、发音困难、吞咽困难甚至呼吸困难时，都要及时去医院检查，以排除恶变的可能性。

第十一章　健康女警最美丽

随着社会的发展，警务工作中女警已成为警队的重要角色。女警的工作压力、工作强度大，时间长，休息时间没有规律，长期睡眠不足，加之回到家还要操心家务，照顾老人和孩子，日积月累，容易积劳成疾。

《诸病源候论》论妇人病，凡月水不调候五论、带下候九论、漏下候七论、崩中候五论，全部以损伤冲任立论。妇科病机与内科、外科等其他各科病机的不同点，就在于妇科病机多以损伤冲任（督带）为基础。在生理上胞宫是通过冲任（督带）和整个经脉联系在一起的，在病理上脏腑功能失常、气血失调等多以损伤了冲任（督带）的功能，才导致胞宫发生经、带、胎、产、杂诸病。

由于女性的生理结构与男性截然不同，女性从结婚到怀孕、分娩，从更年期到绝经期、老年期，一生中会遇到各种各样、或轻或重的疾病，因此女警的健康也应引起足够重视，她们的健康问题不仅关系着警队健康，更关系着每个家庭的幸福。

78. 乳腺增生有哪些危害？

问：我是公安机关的科室民警，生孩子后较早中断了母乳喂养，最近胸部时不时地像针扎一样疼痛，到医院检查说是患上了乳腺增生。请问王医师，乳腺增生是怎么形成的？有什么危害？

答：乳腺增生是由于郁怒伤肝、思虑伤脾、气滞血瘀、痰凝成核所致，中医学称之为"乳癖"。

现代医学则认为，它的发生、发展和转归，完全是由于妇女体内的激素周期性变化所导致。当卵巢分泌的雌激素水平过高，黄体孕激素过少，或者这两者分泌不协调，就可以引起乳房中的乳腺导管上皮细胞和纤维组织增生。正常情况下，每一个进入青春期的妇女的乳房的腺泡、腺管和纤维组织，在每一个月经周期里，都要经历增生和复原的组织改变过程。由于这种改变，每一个妇女在每一次月经前，都有可能出现一侧或两侧乳房或轻或重的胀痛，月经过后胀痛又自然消失，是正常的生理现象。但是，当机体在某些应激因素的作用下（如工作过于紧张，情绪过于激动，高龄未婚，产后不哺乳及患某些慢性疾病等），就有可能导致乳房本来应该复原的乳腺增生组织得不到复原或复原不全，久而久之，便形成乳腺增生。

乳腺增生是女性最常见的乳房疾病，其发病率占乳腺疾病的首位。乳腺增生最大的危害就是有癌变的可能，所以要积极预防和调理。

首先要保持积极向上的心态。很多女性出现乳房疼痛或乳腺增生很大程度上是跟性情有关，中医所说，"怒伤肝、喜伤心、思伤脾、忧伤肺、恐伤肾"，当一个女性平时爱生气时，就会造成阴阳失调、气血不和，出现肝郁气滞证，从而阻塞肝经的正常疏通，在乳房周围出现肿块。中医认为本病多因肝气郁结、痰凝血瘀所致，因此治疗时以疏肝理气，清热散结，调理冲任为主。

日常饮食要多吃蔬菜和水果类，多吃粗粮，补充维生素，不能喝咖啡、吃巧克力等含有大量黄嘌呤的食物，还有必须戒酒，因为饮酒也是乳腺增生的大敌。另外，乳腺增生患者日常要注意多运动，防止肥胖，提高免疫力，生活要有规律，注意劳逸结合。

79. 憋尿为何会引起膀胱炎

问：我是一名女民警，因为经常外出办案，一来为赶时间，二来高速路上有时很长一段路没有服务区，因为如厕不便，我就尽量少喝水，这次长途出差后竟然憋尿憋到膀胱发炎，排血尿。我没太在意，这几天腰酸、发烧才就医，医生说是得了膀胱炎。请问王医师，憋尿为何会导致膀胱炎？如何预防？

答：女性憋尿危害很大，就算工作再忙，上厕所的几分钟时间是万万不能省的，憋尿对身体的伤害将有可能让你后悔终身。因为憋尿对膀胱产生的伤害是最大的，长时间的憋尿，使膀胱持续极度膨胀，膀胱平滑肌纤维会慢慢失去弹性，长此以往，膀胱会处于疲惫状态，导致排尿不畅，一旦排尿不畅，尿路感染、尿道炎、阴道炎也就接踵而来。除此之外，尿液中的毒物长时间刺激膀胱壁可引起膀胱癌的发生，而尿液蓄积还会增加肾脏负担，易诱发肾脏疾病。

同时，憋尿对女性内生殖器官的伤害也是不容小觑的。由于女性内生殖器官与膀胱"同居"于盆腔内，子宫位于膀胱后面。憋尿使膀胱充盈，充盈的膀胱便会压迫子宫，使子宫向后倾斜。如经常憋尿，子宫后倾则难以复位。子宫后位分为三度，如果膀胱压迫子宫后倾为二度，就会妨碍经血流出，出现严重的痛经症状。如果发生三度后倾，还会因为子宫体压迫骶骨前面的神经丛而引起腰骶部疼痛。所以有尿意一定要及时排尿，不可硬憋尿，这是对自己的健康负责。

膀胱炎在中医上属淋证范畴，淋证多因膀胱湿热、脾肾两虚、肾阴亏耗等导致膀胱气化不利而致，通过辨证论治，将膀胱炎分以现两种证型，采用不同方药治疗，疗程较好。

你因为工作性质，可在每次外出前，最好先排一次尿，期间要尽量选择一个"中场休息"时间，让自己"方便"一下；在憋了一段时间的尿之后，除尽快将膀胱排空外，最好的方法就是再补充大量的水分，强迫自己多几次小便，这对膀胱来说有冲洗的作用，可以避免膀胱内细菌的增生。

80. 熬夜加班脸上冒痘痘怎么办?

问: 我 26 岁,在派出所工作两年多了,最近连续熬夜加班后,脸上冒出了很多痘痘,我是在接待窗口工作,感觉这样非常有损形象,心里很自卑。请问王医师,有没有什么办法让青春痘消失?

答: 青春痘在医学上叫痤疮,是一种与皮脂代谢有关的毛囊、皮脂腺单位的慢性炎症病变,因好发于青春期,所以老百姓俗称为"青春痘"。

一般来说,长痘痘的原因有熬夜、油脂分泌旺盛以及内分泌失调等因素。比如熬夜,夜晚本是休息时间,也就是中医上说的"潜阳"时,如果你不休息的话,阳就会跑出来,而中医上阳一般都是红色的,这也是为什么大部分痘痘也都是红色的缘故。

青春痘的治疗,日常的生活习惯很重要。如:尽量早睡早起,不吃辛辣刺激性较强的食物。在日常的治疗过程总要树立一定的信心,不忧伤,不苦恼,保持心情愉快。不能过度清洁皮肤。因为清洁过度会刺激细胞分泌更多油脂,形成恶性循环。卸妆、洁面必须分别进行,因为只有含油分的卸妆液才能彻底清除同属油性的化妆品。

另外,可以经常适当运动,如慢跑、跳舞等体育活动也可预防痘痘,但不能劳累过度,适当补充肉类食物、蔬菜水果,如香蕉、苹果等能保证大便通畅。

在平时生活中,常常与脸部接触的物品,例如被子、床单、枕头、洗脸毛巾等要时常清洗,并曝晒于艳阳下,因为紫外线具有杀死细菌的效果。

值得注意的是,如果属于敏感性皮肤的,那么在痘痘(青春痘)愈合期,很容易产生痘坑,此时不要盲目使用化妆品,应找寻专业的皮肤科医生进行治疗。

81. 女警如何无"炎"工作?

问: 我是一名女刑警,外出公务是常有的事,有一次到外地执行公务后,却发现患了阴道炎,可是我确信在外地时非常注意个人卫生,怎么就患上了阴道炎呢?请问王医师,该如何预防?

答: 阴道炎多由于肝、脾、肾三脏亏虚及风、冷、湿、热之邪侵袭所致,属于中医"带下""阴痒"的范围。西医则认为阴道的环境经常受到宿主的代谢产物、细菌本身的产物及外源性因素(性交、冲洗及其他干扰)不稳定引起炎症。

阴道炎是妇科的一种常见疾病,可是由于患病部位的特殊性,很多女警把它视为一种"见不得人"的病症。其实导致阴道炎的原因有很多,跟"不讲卫生"并没有必然的联系,特别是一些常在外出差的女警更容易感染阴道炎,同样每年的长假期后,很多外出旅游的女性朋友都会"莫名"患上阴道炎而来到医院治疗。

其实清洁不当、清洁成癖也是阴道感染的隐患。频繁使用妇科清洁消毒剂、消毒护垫等,破坏了阴道本身的微环境,使平衡失调,降低阴道的自我抗菌能力,使细菌更易入侵而引发疾病。所以在没有什么特殊的情况下,尽量避免使用消毒洗剂、药物洗剂等,用清水清洗外阴就行了。还有出门在外,一定要培养良好的卫生防病意识。比如,不要随便使用宾馆的浴盆、穿长睡衣裤,在使用抽水马桶前要先垫上卫生纸等,总之,一定要多注意卫生。

有一种情况也需要注意,对于那些做内勤的女警,切忌不要长期久坐,因为长期久坐是导致阴道炎的常见病因,习惯久坐的妇女的会阴部透气不良,血液循环受阻,因而比较容易发生感染。同时,长期久坐不动的女性还容易感染盆腔炎。

阴道炎主要有滴虫性阴道炎、念珠菌阴道炎、细菌性阴道炎等,如果发现患病一定要及早就医。除了必要的治疗手段外,其实食物也能协助预防阴道炎。比如说喝酸奶,酸奶一直是防治阴道炎的民间偏方之一,它含有大量活乳酸菌,可抑制人体内包括白色念珠菌在内的其他杂菌的过度繁殖，故有抗菌防病的作用，不过要注意不要选用果味酸奶，它所含的高糖分会给念珠菌提供营养。

82. 白带异常问题严重吗？

问：我是一名基层派出所的女警，前段时间突然发现在排卵期时会有点血丝在白带中，当时医生说排卵性出血是正常的。请问王医师，我是不是有感染的问题？

答：白带是指女性阴道分泌物，可以说是女性妇科疾病的报警器。正常女性的白带是一种清亮、无色、微酸性、无腥臭等特殊气味的黏稠物，呈现白色糊状或蛋清样，具有湿润阴道、排泄废物、抑制病原菌生长的作用。妇科疾病的产生，往往首先从白带性状的改变表现出来。

一般人在判定白带时都是以留在裤底颜色作为指标，但有时是被尿液着色，看起来接近黄色，有时是因为正处排卵期分泌物较多且浓稠，但有时确实是一些感染所造成的，该如何知道白带是否正常呢？女警可通过白带的颜色、气味、性质来初步判断疾病类型。

如果白带色黄或黄绿，黏稠或呈泡沫状，有臭味，多有外阴瘙痒，大多为阴道炎症所致，其中以滴虫性阴道炎最为常见；白带呈乳酪状或豆腐渣样，常伴有严重的外阴瘙痒，多为霉菌性阴道炎的典型表现；白带中混有血，应警惕宫颈癌、子宫内膜癌等恶性肿瘤的可能性，但宫颈糜烂、宫颈息肉等良性病变也可导致血性白带，宫内节育器也可引起血性白带；灰色白带且伴有鱼腥味，常见于细菌性阴道病。

如果白带是无臭、淡色，也不会引起阴道瘙痒的就算是正常的现象。预防白带异常，首先生活节奏要规律；其次提高自身免疫力，以避免病原体的感染；还要尽量消除接触病原体的可能性。

生理性白带增多与子宫较寒、气血循环不畅有关，可以从饮食与运动两方面来着手。平日饮食可以避开一些较凉性的食物如：白菜、绿茶、白萝卜、瓜类、橘子等；多做骨盆运动，下腹部的运动也可以有效改善子宫的血液循环，对于女性经期的顺畅、痛经或是正常排卵都很有帮助。

83. 女警出现早衰怎么办?

问：与同龄的女性相比，我们女警特别是女刑警由于工作性质原因，往往会显得更老些，有的女警甚至出现早衰。我们女警该如何避免早衰呢?

答：女警在压力和个人体质因素的影响下，有些人会发生卵巢提早衰老的现象，而卵巢功能老化是女警早衰的大敌。卵巢早衰可分为原发性和继发性两种，前者与个人体质有关，有家族遗传性；后者则与生活习惯、接触污染物、使用药物情况等有关。不过继发性的卵巢早衰严格来说不能算真正的疾病，它所表现的是一种"身体机能衰老"的现象，而女警因为工作原因，一般都属于次发性的卵巢早衰，可以从日常生活习惯的改善，去预防卵巢功能提早退化。

卵巢早衰这一概念在中医可归为闭经、不孕、血枯等疾病范畴。月经的产生必须在肾气盛、天癸至、任通冲盛后至，七七则任脉虚、太冲脉衰少、天癸竭而绝经。卵巢早衰的临床特点就是未至绝经年龄而过早绝经，与文献描述中的"七七"变化颇为相似。肾虚是卵巢早衰的主要病机，肾虚是以肾阴虚为主，兼肾阳气不足。

卵巢早衰通常有两大征兆。一是月经周期改变。比如说原本一个月来一次，变成两个月或三个月才来一次，这多半与荷尔蒙内分泌失调有关，当然此时应先就医，排除多囊性卵巢或其他妇科疾病造成的荷尔蒙失调。二是提早进入更年期。难孕、皮肤干涩等更年期的症状也是卵巢早衰的征兆之一，不过也要注意，更年期症状因人而异，不是每个人的更年期症状都一样，较为准确的方式还是到医院做卵巢功能检查。

女警们该如何对卵巢进行保养避免早衰呢？这里需要提醒的是，要预防卵巢早衰不可过分依赖各种保健品，关键还需自己的积极努力。

人在情绪轻松愉快时，脉搏、血压、新陈代谢等各项指标都处于平稳协调状态，体内的免疫活性物质分泌旺盛，抵病能力增强。

所以女警们要善于调节情绪，正确对待发生的心理冲突，有不良情绪时要学会用聊天、旅游等其他方式宣泄出来。另外，要坚持科学的生活方式，提倡产后母乳喂养，尽量延长哺乳的时间。要适当多喝牛奶，多吃鱼、虾等食物，养成锻炼身体的好习惯，特别要注意在公共场所、家庭戒烟，减少被动吸烟，要注意调整休息和睡眠，不宜熬夜，更不可经常熬夜，保持良好的生活习惯。

第十二章　科学处理外伤

外伤致病，轻者可引起皮肉损伤，血脉瘀阻不畅，从而出现疼痛、出血、瘀斑或血肿等；重者则可损伤筋骨、内脏，发生关节脱臼、骨折、内脏挤压破损等病症。若毒邪侵入创口，导致感染，或损伤重要脏器，或出血过多，气随血脱，则可发生中毒抽搐，高热神昏，或虚脱亡阳等危重病变。

《证治准绳》说："打仆、金刃损伤，是不因气动而病生于外，外受有形之物所伤，乃血肉筋骨受病，非如六淫、七情之病有在气在血之分也。所以损伤一证，专从血论，但须分其有瘀血停积与亡血过多之证。"

由于职业特点，警察遇到突发事件的概率要大大高于其他职业群体。当警察遇到意外伤害和急性病突然发作时，如果不能及时医治或操作不当的话，很可能会对自身或者他人的身体造成伤害。因此，警察懂得科学地处理外伤以及掌握一些基本的急救技能显得尤为重要。也许一秒的科学急救，就能挽回一个生命。

84. 如何处理伤口防"破伤风"？

问：我是辖区片警，有一次在劝阻一起打架事件中被生锈的铁铲擦伤，伤口也不深，因为赶下一个任务，当时未经医生处理就自行包扎。后来同事说，这样很危险，容易得"破伤风"，还好这次没有大碍。请问王医师，今后遇到这样的事情如何处理伤口？

答：破伤风系由破伤风杆菌的感染所致。破伤风患者一般起初先有乏力、头晕、头痛、烦躁不安、打呵欠等前期症状。接着可出现强烈的肌肉收缩，最典型的症状是面部肌肉痉挛。刚开始，患者会出现张口困难、牙关紧闭等；如发生呼吸肌或贲门痉挛，可造成呼吸停止，病人窒息死亡。

破伤风与中医的"产后风"类似，它们的病因已明确是破伤风杆菌。祖国医学对这个毛病早有充分的认识，如《东医宝鉴》云："破伤风者，多由病疮入及产后致斯病者，初因击破皮肉视为寻常，殊不知风邪乘虚而入变为恶候，口噤目斜，身体强直如角弓反张之状，死在旦夕"。

在外科的疾病中，破伤风的死亡率是比较高的，其主要死亡原因是窒息、毒血症、心力衰竭，其中以窒息为主要原因。引起窒息的原因，常见为频繁的抽搐、呼吸道分泌物阻塞、喉头痉挛等。中药具有解痉镇静散毒去痰的作用，其中可能对破伤风杆菌所产生的毒素有中和作用，故临床上也见到了某些患者没有使用破伤风抗毒血清，也收到制止病情发展的效果。

预防破伤风一定要早，凡有外伤时，一定要特别重视破伤风的预防。伤后一定要早期彻底清创，即便是小伤口，也必须及时用生理盐水彻底清洗，然后涂上酪合碘或2%碘酒等。大的、深的伤口要到医院去清除坏死组织，充分引流，改善局部循环，这是预防的关键。

同时，有伤口的外伤病人，应尽早注射破伤风抗毒素，如伤口污染严重或受伤超过12小时，可加倍剂量。

85. 常和警犬打交道需注意什么？

问：我是从事警犬训练的驯导员，一年四季都和警犬打交道。请问王医师，常和动物打交道需要注意哪些问题？

答：在警察队伍中，警犬驯导员是个很特殊的工作，他们经常接触动物，是皮肤病的易感人群。在医学上，皮肤病是严重影响人民健康的常见病、多发病之一，如真菌病、皮肤真菌感染等。皮肤病的发病率很高，多比较轻，常不影响健康，但少数较重甚至可以危及生命。

皮肤具备着近乎完美的生理保护功能：如屏障作用、感觉作用、调节体温、吸收作用、分泌和排泄作用等，对维护机体的健康起到十分重要的作用。但整天与警犬在一起的驯导员也要小心皮肤病，注意自身体质和过敏源。

常与猫狗等动物接触，最容易得"体癣"。体癣俗称"钱癣"或"猫癣"，是由致病性真菌寄生在人体皮肤上所引起的浅表性皮肤感染。当真菌侵犯人体皮肤后，首先在受侵犯的局部出现红斑或小红疙瘩，有时在小红疙瘩上还有针头大小的小水疱或小脓包。然后皮损成离心性扩大，逐渐形成一个圆环形损害，表面脱皮。

治疗皮肤病要"以内治外"，从而才有可能解决皮肤病顽固难除、易复发的难题。少吃易过敏食物，保持肠道畅通，使体内毒素通过大小便和汗液排出体外，同时保持良好的精神状态也很重要。在注意个人卫生的同时，还要注意生活环境的卫生。对于感染性皮肤病，应积极治疗，消灭传染源，切断传播途径，保护易感者。

对于某些过敏性皮肤病，如药物性皮炎、接触性皮炎，应尽量找出过敏原，让患者避免再次用药或接触过敏源。对于一些虽然病因尚未完全明确，但有比较明确诱因的皮肤病，如皮肤瘙痒症、银屑病、红斑狼疮等，应避免诱发因素，如药物、饮食、感染、精神因素、日光暴晒等。

86. 车祸受伤后如何自救？

问：我是县公安局指挥室的民警，工作中经常有突发事件要派警车火速到现场处理，任务重、速度快、司机风险大。请问如果民警车祸受伤时，在没有专业救护人员在场的情况下，如何自救？

答：事故的发生往往是比较突然的，警车司机平时可在车上备几样急救物品以防不测之需，如木板、绷带以及清洁的毛巾等。万一发生车祸受伤时，在没有专业救护人员在场的情况下，可采用以下方法自救。

（1）在车祸中，撞击是驾驶员最易受到的伤害。被方向盘撞到胸部后，如果伤者感觉到剧痛和呼吸困难，可能是肋骨发生骨折并刺伤肺部。此时伤者千万不要贸然移动身体，避免碎骨对内脏造成新的伤害。如果手臂仍可以移动接触到手机，可打急救电话求救，或者呼喊请别人帮助。

（2）大多数小客车的方向盘比较靠下，发生撞击时，肝脏和脾脏等器官也易受到侵害。假如肝、脾破裂，发生大出血时会有腹痛出现。此时最好不要随意活动，以免加重出血。如果发现车子有起火等隐患，则要缓慢地离开车子转移到安全地带，等待救护人员到来。

（3）撞击或其他原因可能会使驾驶员胸部受外伤，如果发现胸部外伤出血时，要用毛巾或其他替代品暂时包扎，以免失血过多。

（4）如果感觉肢体疼痛、肿胀、畸形，则可能是骨折。骨折后伤者不宜乱动，以避免血管和神经在搬动时可能受到伤害，而应尽快对伤肢进行简易固定。如果请别人帮助固定伤肢，最好用木板或较直、有一定韧度的树枝。

（5）如果感觉颈椎或腰椎受到了冲击，不恰当的搬动可能会造成再受伤而形成永久性的伤害甚至瘫痪。因此，遇到这样的情况，如果自己没把握就不要乱动，可在原地等待救护人员来救助处理。

87. 烧伤的急救措施有哪些?

问: 我是名消防员,会经常出现在一些火灾事故现场,我希望能多掌握一些火灾的现场急救常识。请问王医师,急救原则有哪些?

答: 在火灾事故中,抢救人员能掌握烧伤的急救原则,的确很有必要。首先,施救人员要注意安慰和鼓励受伤者,帮助其稳定情绪,切莫惊恐、烦躁。其次,保护受伤部位。如果邻近有冷水,立即进行冷疗。用冷水或冰水湿敷或浸泡创面,冷疗开始的时间越早越好,持续时间最好 30 分钟或以上,直至创面不感疼痛或疼痛显著减轻为止,此法适用于中、小面积的烧伤,可减轻烧伤创面深度,并可有效止痛。冷疗适宜的温度目前尚无定论,可以在患者耐受的前提下尽可能低,最常用且方便的是用 5℃到 15℃的自来水。

同时,要注意减少受伤部位的沾染,伤处的衣裤袜之类应剪开取下,不可强行剥脱。有条件的情况下可用干净的布单、衣物包扎伤处。如果受伤部位污染严重,则可在冷疗的同时清创。切忌用白酒、醋、酱油、黄酱、牙膏、草木灰等敷于创面,不仅污染了创面,而且给创面处理造成了困难。此外,也不要在创面上涂抹有颜色的药物,如红汞、龙胆紫等,以免影响医生对创面深度的判断。慎用牙膏、油膏等,否则会导致清创困难或热量不能及时散发。

烧伤紧急处理后应马上送医院接受专业治疗,而严重烧伤病人更要在伤后 2～3 小时内立即送到具有救治烧伤经验的医院治疗;若已出现休克,先补足血容量,稳定后再转送。合并有吸入性损伤者在转送前和转送途中要做好气管切开的准备,以防呼吸道梗阻。转送途中尽可能将病人横放车厢内或头向后足向前,以防发生脑缺血。

88. 刀枪伤该如何处理?

问: 公安民警每天要面对不同的人群,特别是刑警和缉毒警,很可能会遭遇刀伤和枪伤的危险，比如报复袭击、与歹徒搏斗等。请问王医师，像刀伤、枪伤该如何急救呢？

答：在和平时期，虽然刀伤、枪伤已很少见，但作为警察，相对而言遭遇这种危险的概率要高得多。不论是自己还是他人受伤，在送医院前，都应该抓紧时间做救护工作。

刀伤、枪伤该如何处理呢？简单地说就是止血消毒。刀伤边缘整齐，如果不深，清创后缝合即可；深的话要彻底清创缝合。

至于枪伤，穿入伤的伤口通常较小，较整齐。伤口周围的烧痕一般是闭合性创伤。如果存在出口，伤口通常较大，组织破坏和出血也较多，应先处理子弹射出的伤口，并寻求急救处理。用大块衬垫或粘贴膏包住子弹穿出的伤口以止血或预防感染。如果伤在胸部，应该用一块不透气的东西比如塑料布盖住伤口。最后包扎固定。让穿入伤患者处于舒适的姿势，并保持安定。监测患者呼吸与脉搏，预防休克。

刀伤、枪伤的伤口在紧急处理中如何止血尤为重要。针对小的创口出血，需用生理盐水冲洗消毒患部，然后覆盖多层消毒纱布用绷带扎紧包扎。而头面颈部及四肢的动脉出血，最常见的急救方法就是指压止血法，不过注意压迫时间不能过长。

●头顶部出血：在伤侧耳前，对准下颌耳屏上前方1.5厘米处，用拇指压迫颞浅动脉。

●头颈部出血：四个手指并拢对准颈部胸锁乳突肌中段内侧，将颈总动脉压向颈椎。注意不能同时压迫两侧颈总动脉，以免造成脑缺血坏死。压迫时间也不能太久，以免造成危险。

●上臂出血：一手抬高患肢，另一手四个手指对准上臂中段内侧压迫肱动脉。

●手掌出血：将患肢抬高，用两手拇指分别压迫手腕部的尺、桡动脉。

●大腿出血：在腹股沟中稍下方，用双手拇指向后用力压股动脉。

●足部出血：用两手拇指分别压迫足背动脉和内踝与跟腱之间的颈后动脉。

另外，当前臂或小腿出血时，可在肘窝、膝窝内放以纱布垫、棉花团或毛巾、衣服等物品，屈曲关节，用三角巾作8字形固定。但骨折或关节脱位者不能使用。

89. 外出执勤学点简易急救法有必要吗?

问：我是一名巡警，每天都在道路上执勤，有时碰到突发事件时，由于缺乏急救知识，往往只能求助120。能介绍一些外出执勤的简易急救法吗?

答：警察外出执勤途中，往往会遇到意想不到的急症，比如溺水、昏厥、抽筋等。一般来说，目前对溺水者的简单急救大家都比较清楚了，下面我就说几种执勤中可能会用到的简易急救方法。

昏厥：劳累、疲劳、中暑、饥饿等原因所致昏厥，可令病人突然昏倒，不省人事，面色苍白，大汗淋漓。此时可用拇指捏压患者的合谷穴（虎口中）持续2～3分钟，可望苏醒。

头痛：一般的头痛，患者自己可用双手食指分别按压头部双侧太阳穴，压至胀痛并按顺时针方向旋转约2～3分钟，头痛便可减轻。

胃痛：胃痛时，用双手拇指揉患者的双腿足三里穴（位于膝下三寸，胫骨外侧一横指处），待有酸麻胀感后持续3～5分钟，胃痛可明显减轻或消失。

心绞痛：当心绞痛发作时，一时无法找到硝酸甘油片等药物缓解时，旁人可用拇指甲掐患者中指甲根部，让其有明显痛感，也可一压一放，持续3～5分钟，并应急送医院。

抽筋：腿或脚部抽筋时，可立即用拇指和食指捏住上嘴唇的人中穴，持续用力捏20～30秒后，抽筋的肌肉就可松弛，疼痛也随之解除。

哮喘：用大拇指指端，在患者一侧鱼际穴处用力向下按压，并作左右方向按揉，3分钟可见效。

血压骤升：可按压劳宫穴（握掌时中指尖抵掌处），可控制血压并使血压逐渐恢复正常。其方法为：用大拇指从劳宫穴开始按压，再逐个按压每个指尖，左右交替，按压时保持心平气和，呼吸均匀。有条件时应立即送医院。

第十三章　其他类疾病

《灵枢·岁露》说："人与天地相参也，与日月相应也。"中医学历来重视人与自然界的统一性，认为自然界的变化可以直接或间接地影响人体，而机体则相应地产生反应，属于生理范围内的，即是生理的适应性；超越了这个范围，即是病理性反应。

由于工作压力大，民警身体健康状况堪忧，"疲惫感""焦虑感"明显增加；同时因熬夜等带来的身体不适、各类小毛病也越来越多。学会自我分辨和科学治疗，即可有效得到缓解。

90. 如何走出亚健康状态?

问:我是辖区派出所户籍民警,主要负责辖区居民身份证、户籍资料等日常管理,还要对文件资料、工作记录、调查材料等装订、归档和管理,非常忙。每天总感到自己很疲惫,浑身不舒服,可体检一切正常,有人说我是亚健康。请问王医师,什么是亚健康?如何改善?

答:对于每天处于工作高压状态的民警来说,亚健康已经成了身体健康的头号杀手。亚健康即指非病非健康状态,它是一种临界状态。处于亚健康状态的人,虽然没有明确的疾病,但却出现精神活力、适应能力和反应能力的下降,如记忆力下降,注意力不集中;思维缓慢、反应迟钝;长时间的不良情绪;不自信,安全感不够等方面。如果这种状态不能得到及时的纠正,非常容易引起心身疾病。

《医学源流论·病同因别论》曰:"凡人之所苦,谓之病;所以致病者,谓之因。"《医学源流·脉症于病相及论》还曰:"症者,病之发现也。"故亚健康亦可称亚健康疾病。

如何远离亚健康状态呢?在生活中应注意以下几个问题:

(1)饮食上要注意营养的均衡。"食"对于调养身体亚健康意义非凡,合理饮食,粗细搭配,有荤有素才能保证人体所需的各种营养成分,才能增强人体的免疫力,使疾病没有机会得逞。

(2)工作上合理安排。要善于把工作切块,善于把握完成每一块需要的时间,这样不仅能提升效率,减轻由工作太多带来的心理压力,而且能增加成就感。

(3)要让人体得到足够的睡眠。人这一生中,有三分之一的时间都是用来睡觉的,可见,睡眠与健康是息息相关的。

(4)心情上要保持放松,学会缓解压力。处于社会中的每个人,都要面临生活的压力、工作的压力,如何正确对待压力是保证身体健康的前提。压力带来的情绪失控是身体产生疾病的源头,因此要学会自我减压,不要让身体成为压力的牺牲品。

（5）培养广泛的业余爱好和兴趣。广泛的业余爱好可以使生活变得多姿多彩，陶冶情操，还能对一些心理疾病起到很好的治疗效果，从而防止亚健康的发生。

（6）多到户外参加各项体育运动，增强身体素质。如爬山、跑步、骑自行车、郊游等运动，让身心得到足够的放松，增强身体的抵抗力，远离亚健康的困扰。

另外，亚健康在饮食上也得讲究。如失眠烦躁应多吃大豆、牛奶、鲜橙、菠菜、栗子、葡萄等富含钙、磷的食物；脾气不好则应食用含有钙质丰富的食物，有助于消除火气。萝卜适于顺气健胃，对气郁上火生痰者有清热消痰的作用，最好生吃，也可做萝卜汤；筋疲力尽可吃些花生、杏仁、腰果、胡桃等干果。

91. 没时间治疗痔疮怎么办?

问：我是派出所民警，负责户籍档案工作，长期久坐，生了宝宝后，得了痔疮，大便干燥时就会出血，导致不敢如厕，又形成便秘，想解解不出，非常痛苦。想做手术，可工作忙请不了假。请问王医师，痔疮不去治疗对身体伤害大吗？该如何预防呢？

答：痔疮是人体直肠末端黏膜下和肛管皮肤下静脉丛发生扩张和屈曲所形成的柔软静脉团，称为痔。临床上，痔疮可划分为：内痔、外痔和混合痔三大种类。痔疮的症状主要表现为大便出血、疼痛、脱出、局部分泌物增多和排便困难等。大便出血虽不是痔疮独有的症状，但有 90% 的痔疮患者会有便血的表现，故患者应格外警惕痔疮便血这一症状。

中医对痔疮早有认识，早在春秋战国时代就有"痔""瘘"等肛肠疾病的名称记载，以及药物治疗的经验。《黄帝内经》中有"因而饱食，筋脉横解，肠澼为痔"之说，提出了痔疮的发病原因。以后历代医家不断完善、总结痔疮的发病原因不单纯是局部因素，更主要是人体阴阳失调，加之外感、内伤、六淫、七情等因素所致。《丹溪心法》指出："痔者皆因脏腑本虚，以致气血下坠，结聚肛门，宿滞不散，而冲突为痔。"

关于痔的分类，明代《外科启玄》分为24痔，计有脏痈痔、锁肛痔、莲花痔、内外痔、杨梅痔、核桃痔、石榴痔、鸡心痔等。

痔疮不积极治疗将产生一系列继发性危害和疾病。首先，便血、滴血以及喷血都将导致血虚、气虚，导致头晕、贫血、体弱无力、身体常感虚脱困倦；其次，由于便秘、大便燥结，易于挤伤痔核以致便血，病人大便时很痛苦，一般尽量强忍不便，使大便更加干燥，如此往复，形成恶性循环；再者，便血和便秘的这种恶性循环，使人厌食，造成脾胃功能的失常以及整个机体平衡失常及营养不良，易导致肝、肾疾病，以及肛裂、慢性结肠炎、肛瘘、肠癌等发生；又因分泌物增多溢于肛外，不仅污染衣物，还易引起疼痛湿疹，对于妇女患者，还将会导致一些妇科疾病的发作等。可见，痔疮的危害很多，得了痔疮要进行早期治疗，以免影响身体的健康、生活的质量。

在临床上，患痔疮的病人大部分都是办公室人员，由于长时间保持坐姿而很少运动，会导致腹部血流速度减慢，下肢静脉血回流受阻，从而使直肠静脉丛发生曲张，血液淤积，这正是痔疮的发病因素。因此，日常工作1个小时就应起身活动10分钟，增加运动是预防痔疮发生的最好方法。

日常预防，痔疮患者饮食上要坚持多吃蔬菜、水果，中断油炸食品。另外还要坚持每天排便，最好是早上，而且要规定5分钟之内解决，不要边上卫生间边看手机、报纸等，养成良好的排便习惯。当痔疮严重到大便出血的时候一定要注意卫生，最好方便一次就用淡盐水做一次清洗，以免伤口感染。

如果痔已发展为三期、四期，即大便后痔核脱出，需要用手指回纳，选择传统的痔疮切除术是必要的。

92. 经常熬夜如何健康补觉？

问：民警熬夜是很正常的事，特别是刑警，很多时候都只有忙里偷闲时补个觉，以便有更好的精神继续工作。请问王医师，补觉有什么讲究吗？

答： 对于警察来说，经常因夜间执勤而睡不好觉，等任务完成后回到家里，最想做的事就是把损失的睡眠补回来。结果，一觉睡了很长时间，疲劳却一点没有得到缓解，甚至在接下来几天还会觉得头昏脑涨、筋疲力尽。所以千万不要胡乱补觉，睡觉太少人会生病，补觉过量同样会严重地影响身体健康。

《内经》上说："久卧伤气"，"久坐伤肉"……要保持健康，必须做到有张有弛，劳逸结合，动静平衡。万物均有阴阳属性，一旦阴阳失调，人就生病。《黄帝内经》说：阴性则阳病，阳胜则阴病；阳胜则热，阴胜则寒；阴虚则阳亢，阳虚则阴盛。

人体依靠"生物钟"来调节器官功能节律和觉醒的规律，夜间执勤由于工作紧张很容易缺觉，回来后不分昼夜乱睡一通，就很容易导致生物钟紊乱。同时，夜间睡眠是机体器官全面休整的阶段，器官中废物排出，各种特殊的激素分泌已完成生理功能，如夜间睡眠中获取的褪黑激素还有防癌功效，而在白天补觉却无法实现这些生理功能。

补觉过多还容易引发糖尿病、心脏和消化系统疾病。人体在休息时，心脏处于休息状态，如果睡眠过多，心脏休息和运动的规律就会遭到破坏，心脏一歇再歇，最终会使心脏收缩乏力，稍一活动便心跳不已、心慌乏力。另外，睡眠过多就无法按时进餐，胃肠发生饥饿性蠕动，打乱了胃液分泌规律，影响消化功能。

有的警察在上班或外出公务时乘车，喜欢在车上打瞌睡补觉，其实这样睡觉不仅不能养神反倒会越睡越累，影响颈椎健康，出现腰酸腿疼的症状，是一种不健康的行为，另外伏案午睡以及开灯睡觉对健康都是有危害的。

那么如何科学补觉呢？分段式睡眠法可有助补充睡眠，如预计当天会晚睡觉，有条件者最好午睡半小时，转天再多睡一两个小时，把头天缺的觉立刻补上。同时，一定不要把大部分时间都泡在床上，一天睡觉超过 10 小时同样会改变生物钟，还会使人难以再次入睡。

93. 颈部后面的皮肤为何这么痒?

问：我最近参加了一起大案的侦破工作，连续作战一个月，颈部皮肤突然出了一片小颗粒，特别痒，痒了就想抓，但越抓越痒，越痒越抓，这块痒的皮肤摸上去干燥、粗糙，涂抹了很多药膏也不见好转，尤其是工作松懈下来回家后，就更加痒。请问王医师，这个是皮肤病吗?

答：你应该是患上了神经性皮炎。神经性皮炎喜欢长在头、颈四周和肘部、腿部，还有些人好发于脸上。神经性皮炎的症状很明显：发病皮肤表面呈小颗粒状，是一种瘙痒性的、慢性单纯性皮炎。

神经性皮炎一般好发于颈部、四肢、腰部等部位，皮肤以干燥、粗糙、肥厚、脱屑、瘙痒为特征，发病与风、燥、血虚、血瘀关系最为密切。治疗以润燥、养血、活血化瘀最为常用，另外宁神养心之药亦常用之，如珍珠母、代赭石、合欢皮、茯神、酸枣仁、龙骨、牡蛎等，对夹湿热者应佐加化湿清热之品，如土茯苓、生地、白鲜皮、苦参等。

神经性皮炎的外治方法很多，有外洗疗法、外涂疗法、外擦疗法、发疱疗法、划痕疗法、药烘疗法、针刺疗法、穴位注射疗法、梅花针疗法、艾灸疗法等，临床上可根据具体情况选用一种或多种方法进行治疗。

神经性皮炎发病时很痛苦，而且难以治愈。最明显的发病特点就是皮肤会很痒。越痒越抓，最终形成一个恶性循环。抓了之后皮肤会变得干燥、粗糙。皮肤表面会增厚、变硬，引起色素沉着，表面的小颗粒演变为斑块状。所以神经性皮炎越早治疗效果越好。

这个毛病在发病时间上也是有规律可循的。天热的时候比天冷的时候易发，晚上比白天易发。因为在白天一直处于忙碌的工作学习状态，注意力得到了分散，晚上回家之后，洗过澡或者坐在电视机前，精神放松下来，这个时候神经性皮炎就会开始发作，浑身觉得奇痒难耐。

神经性皮炎要是不及时治疗，皮肤表面会越来越硬，拖的时间长了彻底根治也会很难。

精神压力大是引起神经性皮炎的关键因素，除放松心态外，可采用中西药相结合的治疗。

最后，患有神经性皮炎的病人在起居饮食上也要格外注意。神经性皮炎是一种会复发的皮肤病，自己调理不当就会再次发作。饮食上不要吃海鲜、鸡蛋等发物，作息规律，不能熬夜。

94. 皮肤出现银白色鳞屑要紧吗？

问：我最近腿上的一段皮肤出现红色的小疹子，有银白色鳞屑，但不太痒。请问王医师，这是怎么回事？需要去医院治疗吗？

答：你很可能是得了银屑病。银屑病俗称"牛皮癣"，是一种常见的慢性炎症性皮肤病。典型的皮肤表现是发病皮肤表面具有银白色鳞屑的红色斑块儿，轻者可以表现为几个硬币大小的肘膝部斑块，重者也可以使全身皮肤受累，但是银屑病不会传染。

银屑病早期发病症状为：出现红色的小疹子，有银白色鳞屑，但不一定非常痒。皮肤遇到这样的情况最好及早就医，检查一下到底是不是得了银屑病。如果不及时治疗，很可能马上会发作到全身，出现的痛苦也更大，所以银屑病越早治疗效果越好。

临床研究表明，近几年来，银屑病的发病率越来越高，但是发病的原因没有完全明确，但可以肯定的是它与遗传、感染、免疫功能障碍、内分泌功能障碍等有关。

从中医角度讲，血热、湿重、阴血亏虚是造成银屑病发病的直接内因；从外因角度讲，生活环境脏乱会造成银屑病的产生，很多病人银屑病的诱发往往还与感冒等上呼吸道疾病的感染有关。

此外，现代社会竞争激烈，精神压力和银屑病的关系已经非常明确。精神压力过重可以引发银屑病的发生，也可以加重已有的银屑病，加重往往在精神受到刺激后的几周或几个月内。

银屑病病人会因为身体上的银色鳞屑遭到其他人的歧视，朋友变少，患者慢慢地因为这个病自己也变得忧郁寡欢，思想包袱很重。

忧思过重对病情有百害而无一利，因此，保持心情上的愉悦对疾病的恢复作用很大。

银屑病一旦发生，完全治愈比较困难，所以病患和健康人都应该做好平时的预防工作。

银屑病发病时尽量少去抓挠，保持心情愉悦。忌吃葱、韭菜、辛辣以及热性的食物。适当进行户外运动，出汗有益银屑病的治疗。

一旦得了银屑病，要找正规的皮肤科医生进行治疗，千万不能听信电线杆上的小广告，医院会根据不同发病阶段和发病程度，有针对性地治疗。

健康人对本病也要引起高度重视。有了感冒等呼吸道疾病要及时就医，因为呼吸道疾病极易诱发银屑病。日常饮食中多吃新鲜蔬菜水果。此外，保证每天 7 到 8 小时充足的睡眠，提高自身免疫力。

95. 慢性荨麻疹如何治愈？

问：我人到中年，是单位的中层干部，妻子体弱多病，需要我照顾。我深感家庭事业压力大，几年前患上了慢性荨麻疹，每到春季复发，剧痒难忍。走访了众多名医，甚至在上海大医院找专家治疗，吃药片、打针，但效果甚微。请问王医师，有什么办法治疗？

答：慢性荨麻疹在中医学有"隐疹""风疹""风疹块"之称，主要表现为：皮肤瘙痒，全身皮肤有红色大小不等的团块，呈现斑状、条状，剧痒难忍。慢性荨麻疹产生原因有很多，如先天禀赋不足，或因饮食不节、胃肠实热，或因平素体虚、外卫不固、外邪乘虚侵袭所致等。

在皮肤科，患慢性荨麻疹病人主要表现为以下几类好发人群：

（1）饮食不节、"管不住嘴"的人；

（2）经常熬夜、睡眠不足的"夜猫子"；

（3）精神压力过大、身体"透支"的人；

（4）缺乏运动、"体重超标"的人。

治疗慢性荨麻疹建议用中西药结合的方法，标本兼治。治标用西药，好转后，慢慢将西药减量，直到完全撤去西药；治本用中医治疗，重在调整内部，慢性荨麻疹主要由肺虚引起，中医说肺主皮毛，必须把补肺益气放在首要位置。用中药辨证论治，可使身体的脏腑功能恢复正常，达到阴阳平衡。

常用的经典方剂有：玉屏风散、桂枝汤、当归饮子、麻黄连翘赤小豆汤、五苓散等。其中以玉屏风散为基础方，辨证论治，随证加减。桂枝汤——调和营卫；麻黄连翘赤小豆汤——清热化湿；当归饮子——养血活血，祛风止痒；五苓散——利水渗湿，通阳化气。

第十四章　养生保健知识

中医讲究"未病先防"。现代社会中，人们对疾病往往忽视了"防"，只有在病情严重时才意识到需要去"治"，这是一种十分错误而且对自己很不负责的做法，对身体健康损害极大。中医理论历来讲究医护不分家，强调三分治、七分养。其中"治未病"就是最具特色的护理思想，早在《黄帝内经》中就出现了对这一理论的初步阐述。两汉、三国时期，张仲景、华佗等名医也纷纷提出了各自的养生理论。

《素问·上古天真论》说："法于阴阳，和于术数，食饮有节，起居有常。""治未病"，简而言之，就是在疾病发生前"防患于未然"，让人们少生病、不生病，最终收到延年益寿的功效。所以警察在"未病"条件下的"治"，侧重的其实是"防"和"养"，在这一层面上，我们可以将它的外延扩大到整个养生领域。

警察——和平年代最危险的职业，面对压力、面对罪恶、面对误解，还面对诱惑，警察的身心负载沉重。公安民警要充满活力、朝气蓬勃，才能把各项繁重的公安工作做好。如何才能富有朝气呢？这就需要警察学会养生保健的常识，平时加强自我保养。

96. 胃病患者饮食有啥讲究?

问: 我因为长期吃饭后立即投入工作, 没几年就得上胃病了, 虽然在吃中药, 但人家说胃病需"三分治七分养"。请问王医师, 胃病患者的饮食调养具体有哪些讲究?

答: 饮食调养是最直接的养胃方法, 也可以说是养胃的重中之重。中医有"胃喜暖恶寒"的说法, 就是说胃对温度十分敏感, 喜欢温暖的食物, 而惧怕寒性和冰凉的食物。因此, 在冬季, 生冷瓜果尽量不吃或少吃; 在烹饪方面也要注意, 凉拌菜也应少吃; 冰箱里拿出来的食物不宜直接食用, 应放至室温或加热后食用。所以"老胃病"们还要注意"八宜"饮食原则。

宜少宜精: 每餐饮食量要少, 七八分饱即可, 忌暴饮暴食。食物的品种和烹饪要精细易消化, 粗糙的、含粗纤维的食物不易消化, 还可能刺激胃黏膜, 引发胃痛、饱胀等。

宜温宜洁: 食物温度要温暖适宜, 以"不烫不凉"为度, 不吃不喝冷的、冰的饮食, 尽管天气寒冷, 但是也应该不吃过烫的食物。食材一定要清洗干净, 烹饪食物时也应该注意清洁卫生。

宜鲜宜淡: 食物一定要新鲜, 不吃过期或放置过久的食物。烹饪食物要清淡, 不吃油腻、重口味的食物, 因为这类食物不容易消化, 会加重消化道负担, 多吃会引起消化不良, 还会使血脂增高, 对健康不利。

宜软宜缓: 选择的食物要容易消化的, 烹饪时要蒸煮熟透, 使食物松软易消化, 少吃烘焙、烧烤、质硬的食物, 以免对胃黏膜造成不良刺激, 加重胃肠负担。

少吃腌制食物, 因为这类食物中含有较多的盐分及某些可致癌物, 不宜多吃。忌辛辣刺激性食物, 这类食物对消化道黏膜有较强的刺激作用, 容易引起腹泻或消化道炎症。

进食速度要缓慢, 细嚼慢咽有助消化, 不可狼吞虎咽。对食物充分咀嚼次数愈多, 随之分泌的唾液也愈多, 对胃黏膜有保护作用。

"病从口入"，饮食对疾病的发生发展有着不小的影响。注意饮食调养，让胃也过个舒服的冬天。

97. 每到秋季我为何咳嗽燥热？

问：我是一名辖区片警，今年 45 岁，每到金秋十月，丹桂飘香时，我就会出现咳嗽、口干舌燥、手足心灼热、汗出不来、浑身难受、皮肤脱皮等症状，西医检查也查不出任何毛病。请问王医师，我这是怎么了？

答：秋季气候干燥，会有不少人出现咳嗽、咽炎、耳鸣、手足心灼热、低热等症状，你所说的症状极有可能是秋燥伤阴引起的。秋气应于肺，燥气可以耗伤肺阴，而在这个"多事之秋"，罪魁祸首多半是"阴虚"在作怪。

秋燥伤阴引起的咳嗽咽喉痛是秋天最为常见高发的疾病。如果你面色偏黄，咳出的痰有很重的腥臭味，色泽黄，舌苔色红而干燥，这是典型的阴虚引起的咳嗽，中医治疗讲究"辨证论治，对症下药"，方子中可使用鱼腥草、野荞麦、干芦根这些清热降火的药。

阴阳平衡很重要，阴气不足势必虚火就会上升，阳气过盛，表现为上火，这个火还有"实火"和"虚火"之分。如果是实火，就要清热降火；如果是阴虚引起的虚火，那么只有通过滋阴才能把这个虚火降下来。

再者，你手心脚心都发热，皮肤明显比正常偏热，汗一直出不来，浑身难受，这也是阴虚引起的，建议你找中医通过调理的方法，把这个阴虚引起的虚火降下来，很快就会有好转。

另外秋季养生非常重要。秋天是一个肃杀的时节，阳气渐退，阴气渐生，需要做的就是收敛。早卧早起，与鸡俱兴，尤其不能熬夜。晚上 11 点前就要睡觉，子时以后阴气上升，这时不休息，第二天喉咙痛、干涩上火会找上门。因为熬夜消耗了阴津，就会出现虚火的症状。

再者，秋风起，落叶满地，秋雨绵绵总给人一种"秋风秋雨秋煞人"的感觉，所以调节情志在这个季节也颇为重要。多愁善感往往损伤肺脏，应多培养自己乐观豁达的胸怀，多畅想美好的未来，克制悲秋情绪，以适应秋天的容平之气。

秋燥容易消耗肺阴，所以容易口干舌燥、皮肤干燥、便秘等，我认为秋季饮食不主张过热，也不主张过冷，以不伤阳不耗阴为上，适当多食梨汁、藕汁等食物，会起到不错的润肺养阴效果。

98. 秋冬季节预防胃病应注意什么？

问： 很多人都说在秋冬季节要特别防止胃病复发。请问王医师，在秋冬季节的胃病预防中，我们民警应该注意哪些要点呢？

答： 秋冬时节，人体易受到冷空气侵袭，胃也格外容易受凉，诱发胃病。严重者还会引起胃出血、胃穿孔。如果这时有意识地保暖，以及选择一些暖胃食品，可以达到养胃暖胃的目的。

因此，天气转凉后需预防胃病复发，其要点如下：

防止腹部受凉。俗话说"一场秋雨一场寒，十场秋雨要穿棉"。要随气候的变化，适时增加衣服，夜间睡觉时要盖好被子，以防止腹部着凉，导致胃病复发。

加强体育锻炼。金秋时节，是体育锻炼的大好时机，参加体育锻炼，有利于改善胃肠道血液循环，增强人体素质，提高对气候变化的适应能力，减少发病的机会。

注意饮食调养。胃病患者的饮食应以温软淡素为宜，做到少吃多餐，定食定量，使胃中经常有食物中和胃酸。同时，还应注意进食时细嚼慢咽，以利于消化吸收，减轻胃肠负担。

讲究心理卫生。人们要经常保持精神愉快，情绪乐观，心理健康，避免焦虑、恐惧、紧张、忧伤等不良因素的刺激。

99. 如何赶走冬季咳嗽？

问： 寒冷季节，有些民警出差适应不了天气变化，频繁咳嗽，有时吃了止咳药也没什么效果。请问王医师，您可以介绍几款食疗的止咳方法吗？

答： 冬季寒冷干燥，很多人都会因为适应不了天气变化，出现咳嗽，而品种繁多的止咳药常常让人无从下手。其实，只要将生活中常见的几样食材组合起来，就能赶走冬季咳嗽。下面我就为大家介绍几种：

（1）蜂蜜生姜萝卜饮

适合风寒感冒引起的咳嗽。生姜发汗解表、温肺止咳，不但能把风寒带走，同时还能带出体内的病菌、寒气。白萝卜中含有蛋白质、脂肪以及丰富的钙，具有较强的消炎、止咳作用。

具体做法是，选用新鲜白萝卜1斤、生姜30克、蜂蜜30克。萝卜和生姜去皮后切碎块，一同放入榨汁机打碎，加入蜂蜜后即可饮用。这款饮品还适用于肺热咳嗽引起的咽喉干痛、声音嘶哑等病症。

（2）罗汉雪梨饮

适用于风热咳嗽和急慢性咽炎引起的咳嗽。罗汉果性味甘凉，具有止咳定喘、清凉解暑的功效，与清热养胃、滋阴润肺的雪梨配在一起，养阴清热止咳的作用更强。

做法：将干净的罗汉果一个、雪梨两个放进砂锅中，加入净水，大火烧开，改微火，煮20～30分钟，将水沥干，即可饮用。

（3）蒸梨

适用于有痰不易咳出的咳嗽。梨有生津润燥、清热化痰等功效。

做法：将梨洗净去核，用锅蒸熟，每日食用一个。要想效果更好，可以放上少许止咳化痰的川贝母和陈皮，蒸前把梨心挖空，将其放入。

（4）银耳百合饮

适于无痰干咳的咳嗽。银耳养胃生津，百合止咳祛痰，两者搭配食用，止咳效果更好。

方法是，取银耳10克，清水泡发12小时，放入碗中，加冰糖20克、百合10克，放入蒸锅，隔水炖1小时，拌入蜂蜜，每日早晨起来空腹食用。

100. 夏季有防治中暑的中草药吗？

问： 我是一名交警，夏季高温天中暑是常有的事情。请问王医师，有没有可以防治中暑的中草药？

答：中暑是夏季最容易发生的疾病。中暑可分为阳暑和阴暑。人们常说的中暑指的是"阳暑"，这种中暑多是因在烈日下待的时间过长，出汗过多引起的。阴暑，主要由感受暑湿之邪后，加上纳凉不当引起。人们夏季除了要防阴暑和阳暑外，还要防情绪中暑。

中草药防治中暑不仅效果好，而且对人体副作用小。

防中暑：泡中药凉茶当饮料服用，有一定防中暑的作用。可参考以下配方：金银花8克、白菊花8克、淡竹叶5克、白参10克、藿香4克、豆卷10克、用1200-1500毫升开水浸泡约1小时，冷后适当饮用，但阳虚之体（畏寒怕冷、四肢不温、拉稀等）的人应少用或不用。出汗多时，应注意补充水分和盐分，一般1000毫升冷开水中加0.9克食盐饮用。

治中暑：轻、中度中暑，中医称为暑湿伤表感冒，以身热、汗出、肢体酸重或疼痛、头昏重胀痛、心烦口渴、胸闷脘痞等为主要症状。可用清暑祛湿解表法，药用香薷5克、扁豆15克、厚朴5克、金银花10克、连翘10克、鲜荷叶20克、鲜芦根15克加减煎水服。暑热偏盛者可加黄连、山栀，湿热盛者可加豆卷、藿香。此外，服用人丹、藿香正气水也有一定作用。需要提醒的是，重度中暑应立即送医院抢救。

101. 中医能调理内分泌失调吗？

问：我是一名狱医，今年45岁，不知为何，近来我特别容易急躁发怒，去医院检查后医生认为我是内分泌失调，开了激素类药物，但我不敢服用。有人建议我看中医。请问王医师，中医有没有调理内分泌的方法？

答：其实内分泌是人体生理机能的调控者，女性由于长期肩负工作、家庭的双重压力，又容易因忧郁、急躁、怒气、思虑过度等内在因素扰乱气血运行，从而导致内分泌失调。内分泌失调是阴虚的表现，是由气血淤滞所造成。淤血滞留体内、脉络受阻、外毒入侵人体、产后恶露不下等都可能会引致气血淤滞。

很多女性常见病，大多都是由于内分泌失调所引起。因此，治疗这些病症，要从通畅气血入手，让精血滋养全身，也就是加速血液循环，由内而外的全面调理。根据中医的辨证施治原则，对功能亢进者应多注意养阴治疗，而对于功能减退者往往表现有气血两虚、肾虚等，一般是给予补血益气，补肾等治疗，使情况得以改善。

中医调节内分泌不需要必须在医院进行，从日常生活中做起即可，饮食需要讲究，如少吃油炸食品，动物脂肪，甜食及刺激性食品，要多吃蔬菜和水果等。生活需要规律。女性一定要学会劳逸结合，保证充足的睡眠，避免熬夜。

其实中医调节内分泌失调从疗效上来说一点不比西医差，只不过两者走的不同的道路，中医更讲究养生之道以及全面调理，见效虽慢但是效果持续，反而比西医的激素治疗要好。

102. 睡不着睡不醒怎么办？

问： 我是一名治安警察，平时睡觉很难入睡，可到了每年的春节前后却总是睡不着，好不容易睡着了却又觉得睡不醒。请问王医师，睡不着、睡不醒是病吗？

答： 睡眠不好，一定要治。长期睡眠不足，大脑得不到足够的休息，会出现头疼、头晕、记忆力衰退、食欲不振等现象。长期失眠甚至令年轻女性出现面色灰黄、皱纹增多等早衰现象。睡眠时间减少会增加发生精神疾病和抑郁症的危险，给人的健康和正常的生活带来很多负面影响，一定不容忽视。

睡眠占了人生三分之一的时间，对于一位 70 岁的老人来说，应该有 23 年是在睡眠中度过，所以说睡眠的好坏是生活质量一半的基础。但是现在生活压力大，节奏快，很多时候是以剥夺我们睡眠时间为代价的。

睡不着通常指的是失眠，失眠在西医看来属于功能失调型疾病，药物多采用安神、镇静如安眠药之类的药物，但是很多人服用安眠药不但没有缓解反而产生药物依赖，越吃越多。安眠药一旦服用过量是会致命的。

　　失眠的定义是指入睡时间超过 30 分钟；夜间觉醒次数超过 2 次或凌晨早醒；多噩梦；总的睡眠时间少于 6 小时；次晨感到头昏，精神不振，嗜睡，乏力等症状。治疗的关键不是失眠而是要抓住引起失眠的真正原因。

　　引起失眠的原因成百上千，较典型的是睡不着，其多因为肝火旺，其中火还有实火与虚火的区分，此外有可能是心肾不交、阴虚火旺、肾阴虚等等引起的；还有种失眠是入睡没问题，但易惊醒，睡眠很浅，这类失眠在我们中医看来多为心脾两虚证患者。

　　睡不着是病，睡不醒也是病。在生活、工作中造成的焦虑、抑郁等引起的睡眠不好往往是最难治疗的。

　　民间有很多流传的有助睡眠的小方法，睡前喝牛仔、睡不着数绵羊、喝点小酒易入睡等等，需要指出的是人体存在差异，方法也因人而异。如胃不好的人，喝牛奶则不舒服，更无法入睡；喝酒助睡眠有的能安睡，有人则更兴奋。助眠小方法也有讲究，找对适应症才能奏效。

　　养成规律的作息时间，睡前尽量不要吃刺激性的食物，睡前不要做激烈的思考。睡觉的环境保持适宜的温度并相对安静。

第十五章　自我辨病小常识

　　睡觉流口水、顽固性咳嗽……您的身体是否发生了一些小变化？如果是，那么就需要提高警惕了。因为这些小变化可能预示着身体某一部位正暗藏着疾病隐患。

　　人体是有机的整体。人体的各个部分是有机联系的，这种联系是以五脏为中心，通过经络的沟通和联系，将人体各脏腑、孔窍以及皮毛、筋肉、骨骼等组织紧密地联结成一个统一的整体。而身体的小变化往往预示着人体脏腑的变化，预示着疾病隐患。

　　长期奋战在一线的警察，其职业敏感造就了一双火眼金睛：一般情况下。都能分辨出人的好坏，但当身体出现异常时，由于缺乏医学知识却无法辨别自身的疾病。一心扑在工作上的警察往往忽视身体的小变化，殊不知，这些小变化正是一些疾病的最初表现。因此，公安民警要保证健康，不让病情继续发展，拥有一些自我辨病的常识意义重大。

103. 舌苔厚有口气是怎么回事？

问：我是一名窗口民警，前段时间偶尔发现自己的舌苔比较厚，没过几天跟同事交谈时，他说我有口气就捂着鼻子跑开了。请问王医师，我没有感觉其他有什么不舒服的地方，怎么会突然有口气呢？

答：你之所以有口气主要是因为胃出了问题，而胃的问题很多时候都是可以通过看舌苔来进行辨识的。譬如像你这种情况，舌苔厚、有口气，一般来说胃有点小问题。如果目前没有其他不舒服的感觉，可先从饮食起居调养入手。保持生活规律，情志舒畅愉快，吃容易消化的食物，多吃蔬菜、水果、少吃肥腻、油炸食物，最好不喝酒、不吸烟。经过一段时间的调养，异常舌苔和口气有望自愈。

有句老话说"十个男人、九个胃病"，现在越来越多的人因为生活、饮食不规律，工作压力大，精神紧张等等原因患上了胃病。像警察这个群体，每天工作量繁重，经常不能按时吃饭，这样的饮食习惯会给肠胃带来什么样的影响呢？我们可以通过看舌象来辨别胃病，中医上叫做舌诊，如果你的舌苔属于薄白苔，处于胃病初起，胃气未伤，需要好好保养来防止胃病加重。

观察舌象有两个重点：舌诊主要观察舌体和舌苔两个方面的变化。舌体——呈什么颜色？形状是胖是瘦？质地是荣是枯？活动是否灵活自如？舌苔——苔质是厚是薄，是润是燥？苔色是白是黄还是棕褐？正常舌象可概括为六个字"淡红舌薄白苔"，具体地说就是，舌色淡红鲜明，舌质滋润，舌体大小适中，柔软灵活，舌苔均匀、薄白而润。一般来说舌苔由薄变厚为病进，由厚变薄为病退。胃病患者的常见舌象为：

薄白苔，属于胃病初起，病轻浅，患者的胃气未伤；

舌苔由薄变厚，颜色由白渐有点黄色，舌边舌尖由淡红变红，而且舌边有齿印，说明患者病情加重，提示有消化不良、胃肠积滞有宿食等现象；

舌苔由白变黄，舌边尖红，说明患者脾胃有热象；

舌苔白厚腻，舌表面有一层白黏液，说明患者痰湿；

舌苔黄厚腻，舌边尖红，则说明患者痰热；

舌红无苔，舌面光滑，说明患者胃阴虚；舌苔光剥，舌质淡，说明患者气阴两虚。

有的人舌面上出现许多"裂纹"，多数无舌苔，称为"裂纹舌"，平时没有不适感，属生理性的，不需治疗，如果在重病后出现裂纹舌，舌红无苔，而且有不适感，亦属阴虚，需配合药物治疗。

如果有人几天不解大便，口臭、舌苔厚、舌边尖红、尿黄，此属胃火盛。胃中火热内盛、浊气上逆、熏蒸口舌，故出现口臭、舌苔发黄、热伤津液、肠道失润，故出现大便干结。此时可服用中药清热泻火，在饮食上需忌酒、忌食辛辣热性食物，如辣椒、羊肉等，多吃蔬菜、水果和清淡食物，多喝水。

104. 看指甲也能辨病吗？

问： 最近我总感觉没劲，吃不下饭，一位学过中医的朋友看了下我的手指，开玩笑地说我半月痕很少，肠胃吸收有问题。请问王医师，指甲上的半月痕多少真的可以辨别疾病吗？

答： 看指甲上的半月痕确实是可以辨别疾病的。在指甲下方五分之一处，出现一条白色弧形的痕迹，这就是半月痕，也有人称之为小太阳。指甲半月痕是阴阳经脉界线，是人体精气的代表，故也称为健康圈。

半月痕的发育，要受营养、环境、身体素质的影响，当消化吸收功能欠佳时，半月痕就会模糊、减少，甚至消失。人的手指甲半月痕的状况，能显示出人体健康状况的信息。需要了解的是，小孩子没有发育之前，是没有半月痕的。

正常半月痕的数量，双手要有 8--10 个为好。半月痕的面积占指甲五分之一为好。颜色呢，半月痕以奶白色为好，越白越好，表示精力越壮。

那么如果半月痕很少了，意味着什么呢？半月痕越少，表示精力越差，体质越寒，也就是免疫力弱，身体手脚寒冷。凡半月痕越少越寒，甚至没有一个半月痕了，为寒型。寒型表示体内阳气虚弱而阴寒较旺盛。这种人的脏腑功能低下，气血运行慢，容易疲劳乏力，精神不振、吸收功能差、面色苍白、手脚怕冷、心惊、嗜睡、容易感冒、反复感冒，慢慢就精力衰退、体质下降，甚至痰湿停滞、气滞血瘀、痰湿结节，易生肿瘤。

半月痕面积小于指甲五分之一，则表示精力不足，肠胃吸收能力差。如果半月痕突然晦暗、缩细、消失，往往会患有消耗性的疾病、肿瘤、出血等。还有夜生活、性生活过多，半月痕也会消失，也很难长出来。要是半月痕的面积比较大那就要引起重视了，因为半月痕大于五分之一时，多为心肌肥大，易患心脑血管、高血压、中风等疾病。

半月痕的颜色如何也很有讲究。如果是奶白色——表示正常，这类人精力强壮，体质好，身心健康。如果是灰色——表示精弱，影响脾胃消化吸收功能的运行，容易引起贫血，疲倦乏力；如果是粉红色——与甲体颜色分不清，表示脏腑功能下降，体力消耗过大，容易引起糖尿病、甲亢等病症；如果是紫色——容易引起心脑血管等疾病，供血供氧不足，易头晕、头痛、脑动脉硬化；如果是黑色——多见于严重的心脏病、肿瘤或长期服药引起药物和重金属中毒。

生活中很多人半月痕多多少少各不相同，而且分布的指头也各不相同，半月痕和五指之间有什么关系呢？

（1）拇指半月痕——关连肺脾

呈粉红色时，表示胰腺机能不良，容易反复感冒、疲劳，严重时易患糖尿病。

（2）食指半月痕——关连肠胃

呈粉红色时，表示胃、大肠的笑话吸收功能不良，食欲自然减退。

（3）中指半月痕——关连心包经、神志

呈粉红色时，表示精神过度紧张，易头晕、头痛、思路不清、脑涨、失眠、多梦。

（4）无名指半月痕——关连内分泌

呈粉红色时，表示运行于无名指的三焦经发生异常，易体质下降、阴阳失调，人容易有种说不出的不舒服感，女性会得月经不调等妇科病。

而人的小指一般很难长出半月痕，小指半月痕主要关连心肾，如果出现半月痕时，多为热症。呈红色时，易患严重的心脏病。

105. 鼻翼两侧长黑斑如何去除？

问：我今年28岁，是位女刑警，得胃病已好几年了，前段时间到温州出差，可能是由于工作压力大，胃病加重了，脸色苍黄，鼻翼两侧黑黝看上去像是妊娠斑。请问王医师，我鼻翼两侧有黑黝是什么原因？是不是和胃病有关呢？

答：你的鼻翼两侧发黑，其实就是胃病惹的祸。像你这种情况，很多人以为是长斑，不会联想到和胃病有关，如果不及时治疗，耽误病情可是大事。鼻翼两侧发黑在生活中很常见，有的患者还伴有身体虚弱，脸色苍黄。其实，鼻头和鼻翼的一些变化可以反映脾胃的健康状况。鼻翼两侧发黑、发暗，像妊娠斑、黄褐斑一样，或脸上长痘痘等，就是提示这个人的消化系统出了毛病。也很可能是胃病加重的报警信号，如浅表性胃炎、糜烂性胃炎、胆汁返流性胃炎、萎缩性胃炎、胃溃疡等，尤其是萎缩性胃炎、胃溃疡更是容易在鼻子上反映出来。

造成鼻翼两侧黑黝、黄褐斑、痘痘等异常现象的原因，是这类病人一般得胃病时间较长，导致脾胃虚弱，消化吸收障碍，新陈代谢失常，气血双亏。这种黑黝，靠美容化妆是很难消除的，需要从内部调理入手。胃病引起的鼻翼两侧黑黝，关键是治愈胃病，才能有效消除脸部黑黝。一般我们建议用中草药内服、中草药外敷、中草药穴透等疗法，标本兼顾，整体治疗，最终使胃气提升，恢复胃肠功能，修复病变胃肠黏膜，改善胃内环境，加速血液循环，达到气血双补等目的。

总的来说，得了胃病还要靠养，日常的调养比吃药来的更为重要。胃病初期患者平时需要在饮食和作息上多注意，慢慢调养胃病，可以好转。胃病患者在发现身体某些部位发生变化时，如舌苔颜色发生变化了，指甲半月板开始消失了，鼻翼两侧发黑、脸色发黄等等这些症状时，就要及时去医院检查，及时治疗，防止胃病加重、恶化。

106. 口腔异味跟胃病有关系吗?

问: 我是一名治安民警,起初一直觉得自己有口腔异味,嘴里苦、口气重,必须经常刷牙,不然自己都觉得恶心。但是却不知道源头在哪里,只能靠刷牙、喷爽口水来掩盖,但是都是治标不治本。请问王医师,这种情况是不是跟胃有关系呢?

答: 胃病是现代人健康的大敌。胃病的高发不仅是由于不良饮食习惯所致,还会被细菌传染,慢慢发展成了胃病患者,自己却浑然不知。要想知道口腔异味是不是跟胃有关系,除了看舌苔外,还可通过闻口气来进行辨别。

口腔异味往往是脏腑功能失调的外在表现。现代医学认为,口腔出现异常,常常是消化系统的功能紊乱、消化腺分泌过多或过少引起的,病变器官常涉及胃、肠、胰腺、肝、胆等内脏。中医认为,口腔出现异常,常常是肝、脾、胆、心等脏腑功能失调,如心气不和、脾气不运、肝胆湿热等,因此患者口味异常变化常作为中医诊治疾病的辨证依据之一。

临床上有接近三成的口腔异味和口腔关系不大,而可能是因为胃病、肝病、糖尿病等全身性疾病导致。另外,胃幽门螺杆菌感染引起的持续性口臭,常伴有不同程度的饥饿感和胃痛;糖尿病患者的口臭,有时候会很像烂苹果味。诸如此类的一些口臭,其实是背后的疾病表现。

在日常生活中怎样辨别口腔异味和胃病的关系呢?口腔异味的常见种类主要有:口臭、口辣、口淡、口腻。

口臭是指自觉或为他人所闻口中出气臭秽。中医认为,引起口臭的病因有三个:一是口内性口臭,主要和口内的健康状况有关。口腔卫生状况差,有龋齿、牙龈炎、牙周炎、口腔黏膜炎等疾病,而产生的口臭都与此相关。对于这类人来说,清洁口腔、治疗疾病是最有效的方法;第二类是口外性口臭,也就是因为口腔外的因素导致口臭。耳鼻喉、呼吸道、消化道、内分泌的疾病都可能引起口臭。

对于这类人群来说，首先要治疗基础疾病，同时避免一些口外诱因；第三类是想象性口臭。这类人其实不能算真正的口臭，顶多有一些口腔异味。

口辣是指口内常觉辛辣或舌体麻辣，如食辣椒样感觉，常由肺热或胃热引起，肺热者常见口味辛辣，鼻咽干燥，咳吐黏稠黄痰，烦躁口渴，小便黄赤，舌红苔黄，脉滑数等，宜清肺泻热。胃热者常见口辣，口舌干燥，消谷善饥，胃脘灼热，齿龈肿痛，大便燥结，舌质红，苔黄厚，脉滑数等，宜清胃泻火。

口淡多为脾胃虚弱，表现为食不知味、神疲短气乏力、脘痞腹胀、便溏、舌淡、脉缓弱。当益气健脾和胃。

口腻是指口舌黏腻，滞涩不爽，甚则食不知味，多由寒湿困脾而引起。表现为口中黏腻，口淡不渴，不思饮食，胃脘满闷，肢困乏力，大便溏薄，小便不利，舌体淡胖，苔白腻水滑，脉濡缓等，宜健脾燥湿、芳香化浊。

107. 为何睡觉流口水?

问：我最近睡觉醒来总发现自己口角湿湿，枕巾也有不少口水印迹，我晚饭吃得不多，人比较瘦弱，也从不在睡前吃东西。请问这个是什么原因？

答：流口水可能是脾虚引起的。脾虚指脾气虚弱的病理现象。多因饮食失调．劳逸失度，或久病体虚所引起。脾有运化食物中的营养物质和输布水液以及统摄血液等作用。脾虚则运化失常，并可出现营养障碍，水液失于布散而生湿酿痰，或发生失血等症。

脾虚则水谷精微无以传输运化，五脏六腑和四肢百骸就得不到濡养，从而出现面色萎黄、精神疲惫、身倦乏力、食后困倦、食少乏味；或食后作胀，大便溏泻；或谷食不化、四肢欠温、气短怯冷，妇女脾虚带下；舌质淡胖，边有齿印；脉细弱无力等一系列脾虚表现。

脾虚的人宜食食物具有补脾益气、醒脾开胃消食的食品，如粳米、籼米、锅巴（焦锅）、薏米、熟藕、粟子、山药、扁豆、豇豆、葡萄、红枣、胡萝卜、马铃薯、香菇等。

忌食食物性质寒凉、易损伤脾气的食品，如苦瓜、黄瓜、冬瓜、茄子、空心菜、芹菜、苋菜、茭白、莴笋、金针菜、柿子、香蕉、枇杷、梨、西瓜、绿豆、豆腐、莜麦等。其中味厚滋腻，容易阻碍脾气运化功能的食品，如鸭肉、猪肉、甲鱼肉、牡蛎肉、牛奶、芝麻等。利气消积，容易耗伤脾气的食品，如荞麦；山楂、萝卜、香菜等。

108. 晨起嘴里发苦怎么办？

问：我每天早晨起来会感觉口腔里有异味，口中发苦，这究竟是怎样一回事？

答：口苦往往是由湿热引起的，引起口苦的原因很多，如有消化系统、呼吸系统、心血管系统疾病的人；有口腔疾病以及患有某些感染性疾病的人；经常疲劳、睡眠不足、过度吸烟、酗酒的人；患有某些肿瘤的人等，均可出现口苦症状。

为什么时常产生口苦呢？这主要是由于湿热引起的，其中又包括肝胆湿热和胃热两种。肝胆湿热口苦，可能是由于肝胆部位存在炎症引起的。胃热产生的口苦，部分人肝胆没有炎症，但由于饮食不合理，食用了过多的辛辣食品，也会引起口苦。同时，一些患慢性疾病（如糖尿病等）的人也会有口苦的情况。

另一方面，很多脑力工作者，由于工作精神压力大，再加上饮食不当、不规律、活动少等特点，其肠胃功能呆滞，进食的食物在胃肠停留时间过长，很容易产生湿热，也会引起口苦。

因此你需要在医生的指导下，针对病因治疗引起的口苦。如果是压力大引起，应该尽量使饮食规律、食物结构合理，少食辛辣，多吃水果、蔬菜等。再者适当运动，从而促进消化功能的正常运转，尤其是脑力工作者，运动要加强，而且要有规律性。进餐时，应尽量少考虑工作的事情。

后　记

经过半年多的筹备与编辑，《王来法与警察对话健康》一书终于付梓了。

去年 8 月，在热心警察公益事业的杭州市公安局余杭分局退休民警徐振武的牵线下，平安时报社与杭州江南胃胆病研究所所长王来法医生决定在《平安时报》上开设栏目"与警察对话健康"，由王医生根据民警职业特点，结合三十余年从医实践，传授疾病防治、医学保健知识，为民警身心健康问诊开方。截至目前，平安时报已刊发栏目稿件三十余篇。

栏目文章受到了广大民警和读者的欢迎，他们在感谢报社做了一件好事的同时，也希望将有关文章结集出版，以便于查阅和学习。今年年初，报社和王来法医生协商后就出书事宜达成共识。浙江省公安厅对此高度重视，要求报社将这件关爱民警健康的好事办好。浙江省省委常委、公安厅厅长刘力伟亲自为本书作序，省公安厅党委副书记、常务副厅长洪巨平，省公安厅党委专职副书记华乃强，省公安厅党委委员、政治部主任刘静先后作出重要批示，或对出版事宜给予支持，或对本书的样稿提出具体的修改意见。

对于上述关心支持本书出版的领导、同志，为本书作序的浙江省卫生厅原厅长戴迪，以及所有为本书出版付出心血和汗水的同志，一并致以谢忱。

编　者

2015 年 8 月